老年患者麻醉护理

魏丽丽　韩　艳　杜忠军 ◎ 主编

U0227154

科学技术文献出版社
SCIENTIFIC AND TECHNICAL DOCUMENTATION PRESS
·北京·

图书在版编目（CIP）数据

老年患者麻醉护理/魏丽丽，韩艳，杜忠军主编.—北京：科学技术文献出版社，2021.10
ISBN 978-7-5189-8447-3

Ⅰ．①老⋯　Ⅱ．①魏⋯　②韩⋯　③杜⋯　Ⅲ．①老年医学—麻醉—护理学
Ⅳ．① R614　② R473.6

中国版本图书馆 CIP 数据核字（2021）第 201952 号

老年患者麻醉护理

策划编辑：陶文娟　　责任编辑：吕海茹　陶文娟　　责任校对：张吲哚　　责任出版：张志平

出　版　者	科学技术文献出版社
地　　　址	北京市复兴路15号　邮编　100038
编　务　部	（010）58882938，58882087（传真）
发　行　部	（010）58882868，58882870（传真）
邮　购　部	（010）58882873
官方网址	www.stdp.com.cn
发　行　者	科学技术文献出版社发行　全国各地新华书店经销
印　刷　者	北京虎彩文化传播有限公司
版　　　次	2021 年 10 月第 1 版　2021 年 10 月第 1 次印刷
开　　　本	787×1092　1/16
字　　　数	200千
印　　　张	10.75
书　　　号	ISBN 978-7-5189-8447-3
定　　　价	42.00元

编委会

主　编

魏丽丽　韩　艳　杜忠军

副主编

张晓燕　王素娟　张莹莹　徐　虹　付秀云　修　红

编　者（按姓氏拼音排序）

薄士荣　蔡翠翠　曹宪美　常　飞　崔　艳　杜忠军　房　洁
封彩云　付秀云　高会芳　葛　萍　谷如婷　韩　艳　韩青昂
侯学梅　胡晓芬　荆成燕　匡严娜　李　蓉　李春荣　李琳章
李梦瑾　李艳红　刘　红　刘　佳　刘博实　刘萌萌　刘迎超
柳召兰　吕江涛　马春燕　马云梅　孟　鑫　孟　雪　孟　瑶
孟珍珍　潘　婕　潘维敏　逄春霞　彭茜茜　邱燕妮　曲晓燕
冉秀华　单明霞　邵　群　邵田田　沈　倩　生春月　宋楠楠
宋晓燕　苏颖颖　孙明月　田　艺　田玉芹　王　茜　王建华
王金凤　王军阳　王孟子　王丝瑶　王素娟　王晓慧　王晓霞
王艳丽　王艺茜　魏　明　魏丽丽　温翠丽　修　红　徐　虹
徐向朋　薛　欣　杨　红　杨翠丽　于　佳　张　惠　张　聚
张　倩　张　云　张彬彬　张剑军　张伟娜　张伟妮　张文丽
张晓俊　张晓燕　张莹莹　张振清　赵　芹　赵　悦　赵蕊蕊
赵艳琪　钟丽媛　周　霞　朱瑞刚　禚海妮

前　言

　　目前，老龄化是全球性问题，我国人口老龄化的速度也逐渐增快。据国家统计局公布的第七次全国人口普查（2020 年开展的全国人口普查）数据显示，60 岁及以上人口占 18.70%，其中 65 岁及以上人口占 13.50%。这个巨大的变化使得我国的医疗系统面临巨大的挑战。在护理领域，尤其是麻醉护理，更需要重视人口老龄化带来的问题。高龄虽然不是手术和麻醉的禁忌证，但老年人各脏器的生理功能显著衰退，且多伴随重要器官的病变，极大地增加了手术与麻醉的风险，同样增加了麻醉护理的难度。因此，护理人员需要接受老年患者麻醉相关的教育与培训。

　　目前麻醉护理人员迫切需要掌握老年患者麻醉护理相关知识，但尚未找到一本可供学习的专业护理书籍，国内老年患者麻醉护理的相关文献也寥寥无几。笔者希望通过编写一部老年患者麻醉护理著作，汇总出护理人员应掌握的老年患者麻醉护理知识及尚有争论的一些问题，为做好老年患者麻醉护理工作奠定基础。

　　在撰写过程中，笔者及各位编者参考了国内外专著和期刊文献，并且结合我国的现状，力求提供科学、系统的理论知识，为老年患者麻醉护理临床工作提供指导。全书共分为 9 个章节，第一章主要阐述了人口老龄化现状、老龄化增加的麻醉风险，以及如何安全实施老年患者麻醉；第二章至第四章介绍了老年患者生理病理、心理及药理特点，以及老年患者麻醉药物的选择；第五章至第七章重点讲解了老年患者麻醉护理要点；第八章和第九章讲述了老年患者围手术期液体管理、老年患者疼痛管理的相关知识，内容规范且全面。

　　本书编写人员主要是从事多年临床工作的麻醉师、麻醉科及手术室护理人员，但由于理论知识和临床经验的局限性，并且随着麻醉学科的发展，知识的不断更新，书中难免存在不足或错误，欢迎医疗、护理同仁给予批评指正，我们将对本书内容不断完善，也真诚地希望广大读者从本书中获益！在本书的撰写过程中，编者们付出了辛勤劳动，在此对他们表示衷心感谢！

魏丽丽

目　录

第一章　概述··· 1

第一节　人口老龄化·· 1

第二节　老龄化与麻醉····································· 4

第二章　老年患者的生理病理及心理特点······················· 8

第一节　心血管系统······································· 8

第二节　呼吸系统·· 12

第三节　神经系统·· 14

第四节　消化系统·· 16

第五节　水电酸碱平衡与肾脏功能··············· 18

第六节　内分泌系统与代谢·························· 21

第七节　血液系统·· 24

第八节　运动系统·· 25

第九节　心理状况·· 26

第三章　老年患者的药理学特点······························· 28

第一节　药代动力学特点······························ 28

第二节　药效动力学特点······························ 31

第四章　老年患者麻醉药物的选择··························· 34

第一节　麻醉药理·· 34

第二节　麻醉药物选择··································· 44

第五章　老年患者麻醉前护理································· 47

第一节　麻醉前评估······································ 47

第二节　麻醉前准备……………………………………………62

第三节　麻醉前护理……………………………………………66

第六章　老年患者麻醉中监护……………………………**71**

第一节　常用麻醉方式…………………………………………71

第二节　麻醉期间监护…………………………………………78

第三节　术中患者人文关怀……………………………………81

第七章　老年患者麻醉后护理……………………………**85**

第一节　麻醉后恢复室内老年患者护理………………………85

第二节　麻醉重症监护室内老年患者护理……………………89

第三节　常见并发症观察与护理………………………………91

第八章　老年患者围手术期液体管理……………………**109**

第一节　老年人体液变化………………………………………109

第二节　老年患者围手术期常用液体…………………………112

第三节　老年患者常见的体液电解质失衡……………………112

第四节　老年患者常见的酸碱失衡……………………………120

第五节　老年患者围手术期输血输液管理……………………123

第九章　老年患者疼痛管理………………………………**130**

第一节　急性疼痛………………………………………………131

第二节　慢性疼痛………………………………………………143

附　录………………………………………………………**152**

第一章　概述

　　人口老龄化是老年人口在总人口中占比逐渐增加的一个动态过程[1]。目前，全球许多国家正在经历人口老龄化，全世界 60 岁以上人口约 9.62 亿，约占全球总人口的 12.8%。预计到 2050 年全球人口数量将达到 98 亿，其中 60 岁以上老年人口约为 30 亿，60 岁以上人口和 80 岁以上人口将相应增长 10 倍和 27 倍。

第一节　人口老龄化

一、人口老龄化定义

　　"老龄"普遍是指年龄大于 65 岁。所谓人口老龄化是指由于人口生育率降低和人均寿命延长造成的在社会总人口中年轻人口数量减少、年长人口数量增加而导致的老年人口比例相应增长的动态过程。当一个国家或地区 65 岁以上的老年人口占总人口的比例达 7% 以上或 60 岁以上老年人口在总人口中的比重超过 10%，即意味着这个国家或地区的人口处于老龄化。我国从 2000 年就已经进入老龄化社会。

二、我国老龄化的现状

　　目前，全球老龄化问题加剧，我国也处于人口老龄化加速发展的关键时期，人口老龄化的速度比其他国家都要更快。第七次全国人口普查数据显示，60 岁及以上人口占 18.70%，比 2010 年全国人口普查上升了 5.44 个百分点，其中 65 岁及以上人口占 13.50%，比 2010 年全国人口普查时上升了 4.63 个百分点。充分重视人口老龄化高峰前的人口问题、经济和社会问题，是落实和完善科学发展观，构建和谐社会的迫切需求。

　　中国人口老龄化是由 3 个因素导致的：生育率下降，预期寿命延长，年龄结构的动态变化。中国人口老龄化的发展趋势经历了以下 4 个阶段。

　　第一阶段（1982—2000 年）：这一阶段是人口老龄化的过渡阶段，60 岁以上的老年人口由 7663 万增加到 1.3 亿，老年人口占总人口的 10.2%。年龄中位数由 22 岁增加到 29.8 岁。这一阶段中国人口完成了从成年型向老年型的转变。

　　第二阶段（2000—2020 年）：这一阶段是人口老龄化的迅速发展阶段，老年人口

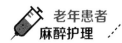

由1.3亿增加到2.3亿，占总人口的比重由10.1%上升到15.6%。年龄中位数升到37岁，劳动年龄人口在2020年达高峰，然后开始下降，使劳动人口老龄化，人口年龄结构发生老化，加快了人口老龄化的速度。

第三阶段（2020—2050年）：这一阶段是人口老龄化的高峰阶段。在此期间，中国60岁以上老年人口将由2.3亿上升到4.1亿。人口老龄化达到高峰期。年龄中位数到41.7岁，劳动年龄人口开始高龄化，45~59岁劳动力人口占总劳动人口的1/3以上。这一阶段，高龄老年人口的比重迅速上升。

第四阶段（2050—2100年）：这一阶段是人口老龄化水平相对稳定时期。当中国总人口达15亿以上，实现人口相对静止时，老年人口也相对稳定在4亿人左右，老龄化水平在25%以上，年龄中位数一直在40岁以上，即中国的相对静止人口是高度老龄化的人口。

我国老年人口的特征包括4个方面[2]。

第一，老年人口规模庞大。第七次全国人口普查结果显示我国60岁及以上人口有2.6亿人，其中，65岁及以上人口有1.9亿人。全国31个省份中，有16个省份的65岁及以上人口超过了500万，其中有6个省份的老年人口超过了1000万。

第二，老龄化进程明显加快。2010—2020年，60岁及以上人口比重上升了5.44个百分点，65岁及以上人口上升了4.63个百分点。与上个10年相比，上升幅度分别提高了2.51和2.72个百分点。

第三，老龄化水平城乡差异明显。从全国看，乡村60岁、65岁及以上老年人的比重分别为23.81%、17.72%，比城镇分别高出了7.99、6.61个百分点。老龄化水平的城乡差异，除了经济和社会原因外，与人口流动也是有密切关系的。

第四，老年人口质量不断提高。60岁及以上人口中，拥有高中及以上文化程度的有3669万，比2010年增加了2085万；高中及以上文化程度的人口比重为13.90%，比10年前提高了4.98个百分点。10年来，我国人口预期寿命也在持续提高，2020年，80岁及以上人口有3580万，占总人口的比重为2.54%，比2010年增加了1485万，比重提高了0.98个百分点。

人口老龄化是我国今后较长一段时期的基本国情，社会发展的重要趋势。人口老龄化减少了劳动力的供给数量、增加了家庭养老负担和基本公共服务供给的压力。但是，在我国60岁及以上人口中，60~69岁的低龄老年人口占55.83%，低龄老年人大多具有知识、经验、技能的优势，身体状况尚可，发挥余热潜力较大。

三、人口老龄化对医疗卫生行业的影响

人口老龄化所带来的老年人相关的问题主要集中在2个方面：一是老年经济；二是

老年健康。由于国家之间的社会经济发展及文化存在差异，人口老龄化给每个国家带来的问题及问题的难度也存在很大的差异，而我国目前社会保障制度不够健全，并且存在"未富先老"的现象，这对我们无疑更是一个巨大的挑战。将会对我国医疗卫生行业造成持续冲击，同时也推动"健康老龄化"战略的实施和"重治轻防"理念的转变，加快相关医疗保障制度的发展与变革。

1. 健康保障需求大幅度提升

人口老龄化大幅提升了居民的健康保障需求。随着人口老年期的延长，特别是随着高龄期的延长，因疾病、伤残、衰老而失去生活能力的老年人将显著增加。然而，我国医疗卫生服务体系"重医疗，轻预防"的局面尚未得到根本转变，疾病预防资源不足，难以发挥其在减少疾病发生率、减轻疾病经济负担中的基础性作用。此外，老年医疗卫生服务体系仍未建立健全，老年病医院和老年康复、护理、临终关怀机构严重不足。

2. 人口老龄化对健康和寿命的影响 [2, 3]

（1）疾病谱发生变化：由于居民生活条件改善及医疗卫生事业的发展，人类的疾病谱也发生了变化。传染性疾病逐渐减少，慢性非传染性疾病逐渐增多，疾病谱的变化，对居民的疾病预防、治疗和护理都会产生深远的影响。而老年人无疑是受影响最大的人群。

（2）长寿≠健康：老年人是最易受到疾病侵袭的人群，特别是慢性病。老年人的患病率明显高于其他年龄人群，老年人口虽然寿命延长，但并不等于健康寿命的延长，长寿不等于健康。

3. 医疗卫生服务体系压力加大

面对人口老龄化背景下老年人口医疗卫生服务快速增加的现实要求，我国既要在现有的医疗卫生服务体系基础上加强或扩展老年人医疗卫生服务的功能，又要针对老年人群特殊的、集中的需求，适当建设一些专业性的、具有独立性的老年医疗保健机构，医疗卫生服务体系结构调整的任务更加艰巨。

4. 医疗保险财务压力增加

随着人口老龄化的加速，基本医疗保险制度的缴费人群将缩小，享受保险待遇的人群将相对扩大，以现收现付制为筹资模式的基本医疗保险制度将面临保险基金收不抵支的风险，医疗保险制度面临的财务压力可持续性增大。由于我国地区间经济发展不平衡，经济状况差的地区筹集医疗保险基金的能力较低。统筹层次过低对加快推进基本医疗保险异地就医结算工作造成了挑战。

中国老龄化发展速度快、发展规模大的现状给社会各方面提出很大挑战，尤其是医疗卫生体系方面，关系到国家繁荣、社会稳定和人民生活的幸福安康。而我国的医

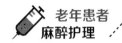
疗卫生体系和卫生保障体系面对日益严重的人口老龄化现状，应调整现有的医疗卫生服务结构，优化配置医疗卫生资源，以适应老龄化带来的医疗服务需求的变化；加强老龄人口多发疾病的医疗服务，保障老龄人口的医疗需求。

（魏丽丽　张晓燕　王素娟）

第二节　老龄化与麻醉

老龄化既是社会问题，又是医学问题。随着老年人生活质量的日益提高，以及医学发展的不断进步，接受手术治疗的老年人不断增加，医学面临一大难题，即老年患者脏器功能老化，相关医疗水平同其他自然科学相比较为滞后。尽管老年患者手术与麻醉的安全性不断提高，甚至高龄也不再是手术与麻醉的禁忌，但老年人各脏器生理功能显著衰退，且大都伴有呼吸与循环等重要脏器病变，增加了手术麻醉的风险，而生命危象随时可能发生。因此，熟练掌握老年人病理生理变化、麻醉与相关疾病特点及注意事项，及时准确处理围手术期异常症状尤为重要。

一、老年人手术及麻醉的危险性

1. 老年人手术的危险性

3 个因素决定了老年人手术的危险性[4]：高龄的程度、是否为急症手术、合并疾病类型。与青壮年相比，老年人机体储备能力明显降低，手术的并发症及死亡率明显升高。老年患者的机体反应能力下降，而且老年人普遍存在患病后延迟治疗的现象，等到病情严重时再就诊，明显增加了手术的难度及危险性。

（1）老年人应激激素如肾上腺糖皮质激素、盐皮质激素等分泌速率减慢，导致老年人对创伤、感染等应激反应能力下降，使之对大手术、严重创伤和感染做出低水平应答，使机体内环境的稳定受到破坏，导致受损器官功能严重损伤甚至衰竭。年龄的增长使调节内环境稳定的功能降低，导致老年人生命器官储备功能降低，一旦内源性或外源性刺激超过机体能够调节的能力，便会导致各种机体失衡。

（2）老年人淋巴细胞对刺激反应不敏感，巨噬细胞吞噬能力降低，导致严重创伤后、大手术后机体免疫与防御功能减弱，易出现感染等相关并发症。

（3）老年人常合并多种疾病，如冠状动脉粥样硬化性心脏病（以下简称冠心病）、脑血管疾病、糖尿病等，疾病的病情程度及是否进行有效的术前评估与治疗关系到手术的危险程度。

（4）急症手术相比择期手术对老年患者来说具有更高的危险性，重要原因是术前没有充足时间对患者病情做详细了解，使机体进行充分准备。

2. 老年人麻醉的危险性

随着老年患者年龄的增长，机体各器官、系统的功能和结构都发生了改变，增加了麻醉的危险性。主要表现在 3 个方面。

（1）各系统功能衰退

1）心血管系统发生衰老性退变，主动脉内膜明显增厚，血管壁弹性减弱和动脉硬化，使外周阻力增大，血压升高；心肌酶活性下降，心肌纤维化，导致心肌收缩力下降，造成心排血量减少。

2）呼吸系统发生退行性变，使通气功能和气体弥散功能降低，表现为动脉氧分压、氧饱和度及动脉氧含量降低。老年人气道保护性反射减弱，呼吸道对有害刺激的反应迟钝易出现误吸。

3）神经系统发生退行性变，神经细胞减少，脑皮质萎缩，脑功能减退。脑血管阻力增加，循环血量减少，部分 70 岁以上老年人脑血管除动脉硬化外，动脉壁中膜发生萎缩及血管壁变薄，此为脑出血发病的病理基础，合并高血压、脑动脉硬化的老年人，围手术期血压急剧波动，容易导致脑血管意外。

4）老年人消化系统功能下降，肝脏萎缩，肝细胞数量减少，肝细胞再生、储备、解毒能力和蛋白合成能力均降低。

5）老年人肾脏发生退行性改变，肾皮质萎缩、肾小球数量减少，肾小管功能减退，肾小球滤过率和肌酐清除率均降低，使肾脏不能耐受水负荷，容易导致肾衰竭。

（2）老年人对麻醉的耐受性相对较差：老年人机体代偿功能下降，而大部分麻醉药对心肌都有一定的负性肌力作用。使用后对老年患者的机体都有不同程度的影响。尤其是合并心血管疾病的老年患者，使用时应减少药物的剂量及降低给药速度。

（3）手术对老年人麻醉的影响：手术部位关系到老年人的手术与麻醉的安危，一般来讲，神经外科手术[5]和心血管手术[6]常与异常升高的病死率相关。急症手术缺乏充足的时间进行术前准备，麻醉风险增加。

二、如何实施老年安全麻醉

安全实施老年患者麻醉应做到以下几个方面。

（1）麻醉医师及护士应了解年龄增长导致机体各器官功能所发生的变化。

（2）麻醉医师及护士应掌握常用的麻醉药物、麻醉辅助药物、各种麻醉方式对老

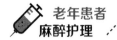

年人的影响。

（3）麻醉医师及护士应熟练掌握各种麻醉方式、监测技术的操作及其相关的理论知识。

（4）麻醉医师应具有比较丰富的临床麻醉、急救复苏技术的实践经验。

（5）麻醉医师在医疗诊疗活动中，应遵从以患者为中心的行为准则。

（6）在确定麻醉方案时，麻醉医师能坚持计划麻醉。有计划、有准备、有序地实施麻醉，以预防麻醉意外及事故的发生。

只有麻醉医师及护士具有良好的医德、高深的麻醉基础理论知识、精湛而娴熟的麻醉技能，在麻醉实践中能始终坚持以患者为中心的行为准则，并在确定麻醉方案时能按计划麻醉行事，手术室内配备有符合要求的麻醉机及监护仪，并将急救仪器设备准备齐全，才能使老年患者安全麻醉成为事实。

对老年患者麻醉前应全面了解患者病情，根据病情做出全面评估。积极治疗各种并发症，术前进行充分的准备；保证麻醉仪器设备准备齐全，并处于完好备用状态。

老年患者心、肺储备功能差，围手术期最易发生麻醉风险的阶段是麻醉诱导期气管内插管与麻醉恢复期气管导管拔管时，故应密切关注。麻醉期间联合用药可使药物协同作用增强，导致血管扩张，血压下降，尤其是血容量严重不足时，即使用药量不大也可使患者出现循环抑制。而气管插管时，又因麻醉药量不足，麻醉偏浅，导致血压急剧上升，增加了老年患者麻醉的难度与风险。麻醉医师及护士应掌握常用心血管药物的药理作用、用药指征、使用剂量、使用方法、不良反应及药物之间的相互作用，麻醉诱导时应小剂量、因人而异用药，尤其对高龄、心肺功能差的患者，应备好血管活性药物，适量输液，充分进行气管内表面麻醉，防止应激反应，避免血压剧烈波动，维持血流动力学平稳。维持适宜麻醉深度，加强呼吸管理，避免过度通气与通气不足，防止缺氧与二氧化碳蓄积。严密监测各项指标，如氧合、气道通气情况、循环情况、体温情况、麻醉深度及神经肌肉传递情况。出现心律失常、急性心肌缺血及急性左心衰竭等严重心血管并发症，应及时查明原因，立即采取针对性治疗与处理措施，保证患者安全。

麻醉后复苏的质量也关系到老年患者的生命安全，实施全身麻醉手术的老年患者，术后意识恢复较慢，各种保护性反射恢复迟缓，呼吸循环功能仍处于不稳定状态，各项监测与管理稍有疏忽，则可能发生严重呼吸、心血管并发症或意外情况，甚至危及患者生命。重视老年患者麻醉恢复期和术后早期的监测与管理，方可保证手术后患者安全。因此，麻醉恢复期间应密切监测患者氧合、通气和循环情况、神志恢复情况及神经系统功能。

老年患者麻醉是临床麻醉的重要组成部分。保证老年患者麻醉安全也是每一个麻醉医师及护士义不容辞的责任和行为准则。麻醉医师及护士必须提高自身技能、严格执行各项规章制度，确保老年患者麻醉安全。

（韩　艳　杜忠军　张莹莹　徐　虹）

参考文献

[1] UNITED NATIONS. Population ageing and sustainable development. Population Facts，2017，（4）：1-7.

[2] 邓明文，宋之辉 . 人口老龄化对医疗需求与保障的影响和对策 . 重庆工商大学学报（西部论坛），2008，（3）：54-58.

[3] 钱军程，陈育德，孟群 . 中国老年人口疾病经济负担变化趋势与应对策略 . 中国卫生政策研究，2012，5（2）：12-16.

[4] 王国林，李文硕 . 老年麻醉学 . 天津：天津科学技术出版社，2003.

[5] WICKBOLDT N，HALLER G，DELHUMEAU C，et al. A low observed-to-expected postoperative mortality ratio in a Swiss high-standard peri-operative care environment-an observational study. Swiss Med Wkly，2015，145：w14205.

[6] MURAD JUNIOR J A，NAKAZONE M A，MACHADO MDE N，et al.Predictors of mortality in cardiac surgery：brain natriuretic peptide type B. Rev Bras Cir Cardiovasc，2015，30（2）：182-187.

第二章　老年患者的生理病理及心理特点

　　老年人生理功能出现退行性改变，是衰老过程的反应。老年化是一种多环节的生物学过程，是机体在退化过程中功能下降和紊乱的综合表现。与中年人相比，老年人组织耗氧和基础代谢降低 10%~20%；老年人体力活动也相对减少，总能量代谢明显降低；随着年龄的增长，细胞合成与分解代谢失去平衡，引起细胞功能下降；内脏器官功能随年龄增加也有不同程度的下降；老年人血浆中激素水平随年龄增长也发生了变化。

　　在老年化的进程中，机体各系统脏器的结构、形态也发生了一些改变；而这些结构与形态的变化，导致机体器官生理功能的逐渐降低。虽然生理功能的降低存在个体差异（表现在每个个体出现变化的过程和时间因人而异），衰退情况也各不相同，对同一个体来说，各个器官功能的衰退情况也不尽相同。但总体说来，机体的生理功能随年龄增长而呈现出规律性的变化，各个器官、组织随年龄增长出现一系列慢性退行性的衰老变化，并且呈现出各自的特点。

第一节　心血管系统

一、心肌的结构与功能改变

　　一般认为老年人心脏体积变化不大，但心脏的重量逐步增加，左心室壁逐渐肥厚，动脉内膜厚度增加。心脏重量的改变与很多原因有关，如心肌结缔组织和胶原蛋白的增加、类脂质沉积、心瓣膜和其他结构组织纤维化及钙化，导致心房、心室脂肪浸润、硬化和肥厚。胶原蛋白是心脏瓣膜、心内膜、心外膜的重要组成成分，分散于心肌细胞之间。心脏中胶原蛋白的数量增加及胶原蛋白的可溶性下降，对胶原酶消化作用的抵抗力增加，使得心肌内可见心肌间质纤维化的斑片及淀粉样变性[1]。左心室心肌增厚，主要与心脏后负荷进行性增加有关；左心室顺应性下降，左心房容积增加[2]。

　　心肌细胞老化，典型表现是脂褐质沉积。脂褐质由线粒体、溶酶体或内质网破裂产生，它在心肌纤维中沉积造成心肌褐色萎缩，导致细胞内蛋白质合成障碍。而心肌细胞内收缩蛋白的补充减少，肌原纤维老化，收缩功能降低，导致心肌收缩和舒张功能下降。胶原蛋白的质量变化和心肌间质纤维化，使心肌的弹性及顺应性下降，僵硬度增加，影响心脏的收缩和舒张功能。

老年人的心肌间质容易发生脂肪浸润、结缔组织增生及淀粉样改变等。脂肪浸润可发生于老年患者心脏的任何部位，多见于右心房、右心室，几乎可以累及心脏全层，房间隔脂肪浸润能够累及心脏的传导系统，使患者出现房室传导阻滞。老年人心脏淀粉样变多呈弥漫性改变，主要累及心房肌、心室肌、心脏传导系统及冠脉血管。60岁起，窦房结周围常出现脂质浸润，纤维组织增生，起搏细胞数目减少，随着年龄的增长，窦房结起搏细胞数较成年期减少10%左右。希氏束主干和右束支主干交接处纤维减少甚至消失，左束支数目减少。窦房结结间束与房内束的正常组织减少，出现纤维化和脂肪浸润，影响窦房结的生理功能。房室结因纤维增生和脂肪浸润使得连接疏松。房室束周围组织的纤维化或钙化，是老年人窦性心率下降、传导阻滞、心律失常的常见原因。老年人常见的心电图改变为ST-T改变、PR间期延长、异常Q波、QT间期延长、QRS电轴左偏等。

随着衰老，心肌钙离子、镁离子的活性下降，线粒体供应三磷酸腺苷减少，心脏的储备功能随之下降。心肌收缩有关的酶水平降低，心肌蛋白质的合成和利用随之降低，心肌细胞向细胞膜内转运营养物质的能力下降，心肌细胞肥大，线粒体膜的完整性下降，线粒体数目减少，心肌活动能量降低，对氧的利用能力也降低。

此外，心脏瓣膜在长期持续的机械刺激作用下，常可见到黏液性退变和钙化性退变，瓣叶活动范围最大的部位尤为明显，部分出现主动脉瓣反流，约7%的尸检病例中提到主动脉瓣的钙化，形成钙化性主动脉瓣狭窄。钙化性退变是老年人主动脉瓣狭窄和主动脉瓣关闭不全最常见的原因，随着年龄的增长，发生率越高、退变程度越高。

二、心脏血管的改变

随着年龄的变化，一方面，因动脉壁内弹性蛋白数量减少，胶原纤维含量增多，使血管壁中层弹性成分减少，弹性层变薄易断裂，剩下的弹性纤维也发生了变化。钙和脂质在血管的中层沉积，钙与变性的弹性蛋白结合在一起。未分化的肌细胞从血管壁中层的弹性纤维转移，产生结缔组织，导致内膜层增厚和纤维化。另一方面，与年龄相关的弹性蛋白酶活性上调，中心动脉的弹性纤维处于低水平，导致血管的膨胀能力和弹性回缩力降低。同时，随着衰老，血管内皮NO生成减少，特殊的基质蛋白酶、转化生长因子β_1、血管紧张素Ⅱ等增加，导致血管内皮功能失调。老年人静脉内膜逐渐增厚，弹性减退导致管腔扩大，血管床扩大，全身静脉压降低。而老年人大动脉阻力增加，为维持有效循环血容量而使心脏代偿性增大；老年人功能性毛细血管数量减少，血管弹性降低，血管脆性增加，微血管纤细纡曲，组织供血供氧减少；部分老年人毛细血管发生结构改变或形成血栓。随着年龄增长，血管内皮的屏障功能逐渐丧失，内皮素释放增加，血管舒张因子和前列腺素逐渐减少。

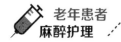

随着细胞外物质的积聚，老年人血管壁内膜和肌层纤维化日益加重，血管壁增厚，弹性减退，僵硬度增加，内径减小，突出的表现是冠状动脉粥样硬化。随着管壁变性，钙化明显，导致冠状动脉狭窄，主要表现为左前降支、左回旋支及右冠状动脉3条冠状动脉的狭窄。随着冠状动脉狭窄程度的增加，相继出现心肌缺血甚至心肌梗死。由于动脉管壁的增厚和硬化，主动脉和大动脉的弹性减弱，顺应性降低，左心室后负荷增加，导致收缩压升高、舒张压略降低，脉压增大，称为单纯性收缩期高血压。

三、心脏功能的改变

随着年龄增加，心脏储备能力逐渐下降，心肌细胞自律性、兴奋性和传导性降低。

1. 心输出量和每搏输出量下降

由于老年人心脏顺应性降低、心肌收缩功能减弱，其心每搏输出量（简称每搏量）逐渐降低。

随着年龄增加，心肌收缩力逐渐减弱，心室舒张功能减退，同时心室充盈减少，心肌的工作效率降低，导致心输出量、每搏量、射血分数、氧输送等均减少。老年人在运动时，心肌收缩、心率和Starling机制均减弱，等长收缩时间与等长舒张时间均延长。研究发现，约有45%的60岁以上老年人在进行运动后射血分数≤0.6，而这个数据年轻人只有2%。心输出量的下降导致吸入麻醉时药物在肺部血管转运速度下降、时间延长，血液中药物浓度增加，吸入麻醉的药物起效时间延长。而静脉用药因到达药物起效部位的时间延长而使药物起效时间延迟。

2. 心脏储备功能降低

心脏储备功能降低是老年人心脏退行性变化的重要特征。心脏储备功能是心脏对抗应激的重要能力，心脏储备能力下降能够导致心血管意外事件的风险增加。心脏储备能力包括心率储备和每搏量储备。心率储备是生理承受最大负荷运动时能够达到的最高心率与静息心率之间的差值。心率不能随机体代谢的需求增加而增加时，预示着心率储备功能降低。每搏量储备是心室舒张末期容积（舒张期储备）和收缩末期容积（收缩期储备）的差值。收缩期储备是心力储备的主要成分，在人体经历重大应激时，主要动员心率储备和收缩期储备使心输出量增加。任何能够导致心肌功能和结构改变的疾病都会引起心脏储备能力的下降，最常见于慢性病如高血压、糖尿病、冠心病、肺源性心脏病等[2]。

3. 冠状动脉循环的改变

老年人冠状动脉血流量减少。随年龄的增长心脏舒张功能下降，导致心肌舒张期血液供应减少。冠状动脉提供的氧只能够满足静息状态下老年人机体的需要，出现应激反应时，冠状动脉表现出明显的灌注不足，冠状动脉的血流速度明显减慢。老年人心肌顺应性降低，心肌工作效率降低，心脏射血时间延长，舒张期延长，心室充盈速度减慢，导致冠状动脉灌注不足，特别是当发生应激反应心率加快时，心脏舒张期缩短，冠状动脉灌注不足进一步加重。

四、心血管系统调节的改变

心血管系统受神经和体液的双重调节。随着年龄的增长，传入及传出神经的支配、感受器、神经递质的产生，自主神经受体、末梢受体的活动或者血管力学因素的退化，均可导致自主神经作用减弱，引起老年人的心功能变化。老年人交感神经兴奋性降低，迷走神经兴奋性增强。研究表明，老年人化学感受器和压力感受器的反应性减弱，内环境平衡调节能力下降。老年人老化的血管随着伸展性的缺失，位于血管壁内的压力感受器敏感性降低，对低血容量和低血压的代偿反应差。老年人心血管系统调节能力的下降，使其反射性保护能力降低，表现为生理性体位性低血压，发生低血压时机体反应不敏感。如椎管内麻醉或使用对心脏有抑制作用的麻醉药物、降压药物等导致血压下降时，不能通过反射性心率加快来增加心排出量。

儿茶酚胺是调节心血管系统的主要体液因素。老年人对儿茶酚胺的肾上腺素能反应减弱。β肾上腺素能对心脏的刺激作用表现为心脏收缩强度增加而收缩时间缩短，使心率明显增快，收缩短暂，以容许心室在较短时间内得到充分的充盈。老年人较年轻人对β肾上腺素敏感性降低，主要表现为：β肾上腺素能介导的体循环血管扩张作用减弱；β肾上腺素能兴奋心脏的作用随年龄增长而下降。其原因可能为细胞膜上β肾上腺素能受体密度减少、亲和力降低及腺苷酸环化酶作用下降。

五、心血管内分泌功能的改变

由心血管系统产生和分泌的激素在体内具有重要的生理功能，这些激素相互联系、相互制约，构成了一套完整的神经内分泌调节系统。心房利钠尿多肽（atrial natriuretic polypeptide，ANP）是由心房合成和分泌的一种活性多肽，它具有强大的利钠、利尿、降低血压、舒张血管、对抗肾素-血管紧张素功能。老年人心房利钠尿多肽分泌相对或绝对减少是导致高血压和心力衰竭的重要因素之一。血管内皮舒张因子（NO）是由内皮细胞产生的，主要的生理作用是舒张血管、传递信号、防止血小板聚集和黏附。老年人血管内皮舒张因子的下降可引起小动脉的持续性痉挛，导致机体组织器官供血不足，并出现高血压、血栓栓塞性疾病等。内皮素不仅存在于血管内皮，也广泛存在于各种组织和细胞中。与血管内皮舒张因子相反，内皮素具有强烈的缩血管作用和强大的正性肌力作用，尤其是冠状动脉最敏感，老年人内皮素水平增高可能是诱发动脉硬化和心肌梗死的重要因素。

降钙素基因相关肽广泛分布于人体各系统中，是调节心血管活动的重要神经递质，

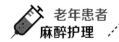
是已知的最强的扩血管物质，对冠状动脉有强大的舒张作用，对粥样硬化的血管仍有扩张作用，同时具有明显的正性肌力和正性变时作用，使心率加快、心肌收缩力增强。降钙素基因相关肽还能有效预防心肌的缺血－再灌注的损伤，促进心肌功能恢复。研究发现，老年人心脏、肺和血管壁上的降钙素基因相关肽受体密度降低。

抗心律失常肽是一种心源性生物活性物质，具有极强的抗心律失常作用，对抗室性心动过速、房颤、室颤和心室停搏，缩短恢复窦性心律的时间，并具有强大的抗血栓和抗血小板聚集作用，防止异位节律及 ST 段下降和 T 波倒置。研究显示，老年人抗心律失常肽分泌明显减少。

（崔　艳　杜忠军　房　洁）

第二节　呼吸系统

随着年龄的增长，人体呼吸系统组织结构逐渐出现退行性改变，各项功能开始退化，最终导致老年人呼吸功能储备减少、呼吸肌力减退、胸廓顺应性降低等。

一、呼吸系统结构的改变

老年人鼻黏膜变薄、腺体萎缩、分泌功能减退、加温湿化功能均明显减弱。咽黏膜、淋巴组织萎缩，尤以扁桃体萎缩最明显，使防御能力下降，易发生下呼吸道感染。喉黏膜变薄，甲状软骨钙化，防御反射迟钝，易发生吸入性肺炎。气管、支气管黏膜上皮逐渐萎缩或出现增生和鳞状上皮化生，纤毛减少、倒伏、摆动频率降低导致清除功能显著减退。黏膜弹性组织减少、纤维组织增多、黏膜下肌肉萎缩、软骨钙化等使气管及支气管内径增大。杯状细胞增多、分泌亢进、黏液潴留使气道阻力增加，分泌物排出障碍。管壁弹性减弱和周围肺组织弹性纤维减少对小气道的牵引力降低，使小气道变窄。上述变化的共同结果导致残气量增加和易发生感染。老年人支气管分泌的免疫球蛋白也减少，使细菌更容易侵入呼吸道发生感染[3]。

老年人肺组织与胸壁顺应性随着年龄的增长而发生变化。肺实质老化的主要改变表现为肺泡扩张、肺泡减少、肺泡间隔消失、剩余部分代偿性扩张、肺泡壁变薄、肺泡壁毛细血管床及血流量显著减少。肺组织弹性下降、肺内残气量增加。吸烟、空气污染等可导致肺泡膜穿孔等亚临床损害。此外，老年人由于骨质疏松，可能因胸椎前缘萎陷甚至压缩性骨折等使脊柱发生弯曲后凸，肋软骨钙化变硬使胸廓顺应性降低，活动度减弱，肋间肌、辅助呼吸肌及膈肌萎缩，收缩力减弱，吸气动力减退，呼吸做功增大，易发生疲劳，导致通气障碍。咳嗽力量不足，增加了围手术期发生肺不张和肺感染的概率。

二、呼吸系统功能改变

肺活量在老年前期便有明显降低，80岁老年人肺活量只占年轻人的40%。潮气量与肺总量一般不随年龄改变，但老年补吸气量与补呼气量逐渐降低，其中补呼气量受影响更明显，是由于依赖胸廓、肺组织的弹性回缩力及小气道功能。老年残气量与功能残气量随年龄上升，残气量/肺总量可超过40%。由于呼吸肌群肌力减退、肺－胸廓顺应性减弱、气道阻力增加及小气道功能下降等使老年人的通气功能显著下降。最大通气量、用力肺活量以及反映小气道功能的呼气中段流量、最大呼气容积－流量曲线均随年龄增长有着明显地下降。

肺的气体交换面积缩小、功能残气量增加、肺泡壁毛细血管床总表面积缩小，以及小气道变窄甚至塌陷等原因使得老年人肺的换气效率与弥散功能随年龄增长明显降低。同时由于心排出量减少，通气/血流比例失调及换气功能减退等使老年人的血氧饱和度、动脉血氧分压逐年降低。

老年人肺淋巴回流速度下降，血浆胶体渗透压下降，使肺间质易发生水潴留。随着年龄的增长，肺间质内透明质酸降解加快，间质渗透压降低，对潴留水分的处理能力下降是导致老年人易出现肺水肿的重要原因。老年人的肺表面活性物质合成、释放与活性都随着衰老而减少，肺泡Ⅱ型细胞萎缩，都是老年人易发生肺部感染、肺组织萎陷、肺水肿、肺气肿及高氧性损害的原因。

老年人对短时间缺氧或高碳酸血症的通气代偿反应比较迟钝，而且随着年龄的增长进一步减退。据统计，70岁以上老年人的缺氧通气反应下降40%，对高碳酸血症的通气反应下降50%。老年人对缺氧和二氧化碳蓄积的耐受性明显减退。老年患者在使用静脉麻醉药如巴比妥类、异丙酚等诱导时亦容易出现呼吸抑制且时间较长。

（付秀云　修　红）

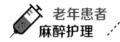
第三节　神经系统

神经系统包括中枢神经系统和外周神经系统，其老化过程是机体衰老的重要组成部分。研究表明，神经系统的老化受遗传因素、各器官系统疾病及社会环境因素的综合影响，有明显的个体差异。

一、形态学改变

老年人大脑的形态学改变主要表现为重量减轻、脑沟变宽变深、脑室体积增大、脑回变窄、脑脊膜变厚和脉络膜退化。大脑的重量在 30 岁以后就开始下降，直到 60 岁以后才出现较明显的脑萎缩，重量减轻 10% 左右，随着年龄的增长再继续缓慢下降。脑萎缩主要见于大脑皮质，以颞叶、额叶最显著，顶、枕叶一般不受累。脑萎缩会引起蛛网膜下隙增大、脑室扩大及脑沟回改变。硬脑膜、覆盖脑表面的纤维组织及蛛网膜随着年龄的增长而变厚、骨化，脑基底动脉常出现粥样硬化改变。

普遍认为老年人脑萎缩的主要原因是神经元的丧失，70 岁以上老年人某些皮质区域的神经元丧失 30%~50%，运动皮质的神经元减少 20%~50%。但有研究证实，正常衰老过程中脑神经元的丢失有限，脑细胞的萎缩使大脑结构变得更紧凑[3]。小脑浦肯野细胞（Purkinje 细胞）下降约 25%。轴突和树突因神经元的变性而减少，突触联系减少。如额叶皮质第三层的突触数降低 13%。少数健康老年人脑中可见少量类似阿尔茨海默病（Alzheimer disease，AD）的嗜银性老年斑和神经原纤维缠结现象。老年人脊髓神经细胞和后根神经节细胞及周围自主神经节细胞减少，前角细胞和后根神经节细胞出现脂褐质堆积。周围神经干内神经纤维数量减少，脊神经根和周围神经的轴突出现变性和再生、节段性脱髓鞘和再髓鞘化。老年人神经纤维的传导速度减慢，外周受体及神经纤维缺失使传入神经冲动减少，临床表现为痛阈提高，神经阻滞所用局麻药的浓度和剂量应适当降低。此外，老年人椎间隙狭窄，骨关节结构改变，软骨钙化、椎管内脑脊液含量下降等原因使实施椎管内麻醉时所需局麻药剂量减少，且在发生低血压及缺氧时脊髓血流量和神经元受损程度也高于年轻人。

二、生理生化学改变

1. 代谢改变

老年人脑血流量减少，脑血管舒张收缩的自动调节功能降低，脑血管对高碳酸血症的反应明显减弱，神经细胞的氧代谢降低。目前认为脑血流量的降低与脑组织有氧代谢的降低相关，某些特殊疾病如糖尿病、高血压、动脉粥样硬化患者随年龄增加脑血流下降更明显。随着年龄的增长，大脑多数蛋白质含量降低，但某些异常蛋白如淀粉样蛋白增加。一些酶类，如6-磷酸果糖脱氢酶、6-磷酸葡萄糖脱氢酶和3-磷酸甘油脱氢酶及参与二氧化碳代谢的碳酸酐酶活性下降。老年人脑内脂含量下降，但由于脑总重量的减轻，使脂含量相对改变不大。髓磷脂的下降与年龄呈正相关，其他脂质如神经节苷脂、胆碱磷酸甘油酯、氨基乙醇磷酸甘油酯、硫脂、神经鞘磷脂等也降低。大脑内的DNA含量变化很小，RNA含量则随年龄的变化在不同区域有很大的差异，如老年人皮质神经元的RNA浓度很低，而海马下脚区的神经元内RNA浓度却增加50%以上，腹外侧核的运动神经元与基底核的改变为双相，60岁以后才开始减少[4]。

2. 神经递质改变

老年人神经递质功能改变多种多样，钙依赖性神经递质的减少与钙的摄取量降低有关，而钙调蛋白活性的降低可能导致多种神经递质释放的减少。胆碱能系统的功能减退与老年人认知功能的受损有关，健康老年人脑内乙酰胆碱含量是否降低尚不清楚，乙酰胆碱转移酶在正常老年人中仅有轻度降低，但老年人脑中胆碱能受体（烟碱样和毒蕈碱样受体）可出现改变，如皮质海马和纹状体的毒蕈碱受体及丘脑、海马的烟碱样受体均减少，而丘脑内毒蕈碱受体密度却增加。

老年人某些儿茶酚胺能和5-羟色胺能神经元的合成能力丧失，其原因可能与神经细胞内与儿茶酚胺代谢有关的酶的活性变化有关。尾状核、壳核和杏仁核内的酪氨酸羟化酶活性逐渐下降，多巴脱羧酶活性在脑内不同区域差异很大。75岁时纹状体内多巴胺的浓度下降近50%。老年人多巴胺 β-羟化酶活性则变化不大。老年人额叶皮质纹状体、苍白球及黑质内儿茶酚胺的降解酶，单胺氧化酶活性增高，海马的儿茶酚胺甲基转移酶活性增加。此外，老年人脑内儿茶酚胺受体也明显下降。研究显示，纹状体每10年约丧失多巴胺受体的2%，小脑内的去甲肾上腺素能受体的 β 亚型降低，大脑皮质中5-羟色胺能受体也减少。γ-氨基丁酸及其合成酶、谷氨酸脱羧酶在皮质区和丘脑内随增龄而下降，而 γ-氨基丁酸受体数量却有所增加，这种改变可能与老年人对某些作用于 γ-氨基丁酸受体的药物如苯二氮䓬类反应异常有关。

大脑内还有一些具有神经调制功能的神经肽类，其老化改变目前尚不十分清楚。老年人壳核内的P物质减少，而皮质、尾核、苍白球、下丘脑内的P物质无变动。生长抑素在纹状体、额叶皮质、苍白球和黑质内无改变，神经肽Y也无改变。额叶血管活性肠肽增加。老年人脑脊液中的生长抑素和 β 内啡肽含量无改变。

3. 神经内分泌改变

神经内分泌系统在调节机体内环境稳定方面具有重要作用。老年人下丘脑－垂体系统功能的降低主要表现在下丘脑对刺激的反应性下降，如老年人对外界刺激（如寒冷、疼痛）的反应性降低，同时由于体温调节中枢调节能力下降和儿茶酚胺水平降低，导致

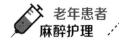
老年人对外界温度的适应能力下降。此外，交感神经和迷走神经兴奋阈值提高，中枢神经对心血管系统的调节功能减弱，主要变化是以心血管功能储备降低的形式隐匿存在。

4. 物理学检查

老年形态学和生化方面的变化，必然会引起神经生理功能的减退，神经电生理测试的一些新技术可以显示老年人的神经生理改变。

（1）脑电图：正常老年人的脑电图与年轻人的差别不大，轻度改变包括 α 节律减慢，睁眼时 α 节律抑制；θ 慢波活动增加，可见局限性慢波或尖波增多，呈间歇性，不超过脑电图记录的 25%。另有报道可在正常老年人中观察到 β 节律。

（2）诱发电位：诱发电位按刺激形式主要分为视觉、听觉、体感诱发电位和事件相关电位等感觉诱发电位及运动诱发电位。

视觉诱发电位以 P100（刺激后 100 ms 左右出现的正相波）潜伏期为主要观察指标，正常老年人的 P100 潜伏期延长，但文献报道不尽相同。脑干听觉诱发电位正常情况下依次可见 7 个波，I~V 波分别来源于外周听神经、耳蜗核、上橄榄核、外侧丘系和下丘脑，VI 波和 VII 波可能起源于内侧膝状体和听放射，以 III 波、V 波意义最大，老年人潜伏期延长，波幅下降，但与年轻人相比区别不大。体感诱发电位是通过电刺激上、下肢神经干，在颈段脊髓和大脑皮质对应皮肤引出的电位，老年人的潜伏期略有增加，波幅可能降低。

（3）肌电图：健康老年人由于神经纤维变性和神经细胞膜代谢障碍，供血量减少，导致肌肉营养不足。肌电图显示运动和感觉传导速度减慢，周围神经的传导速度每年约降低 0.15 m/s，年龄增长与传导速度减慢呈线性相关，感觉电位的波幅也有所变小。

（薄士荣　蔡翠翠　曹宪美　常　飞）

第四节　消化系统

消化系统包括口、咽、食道、胃、小肠和大肠，以及唾液腺、肝脏、胰腺等消化腺。随着衰老，消化系统的组织结构及生理功能都出现一系列变化，即消化系统的老化改变。但与围手术期和麻醉关系最密切的是肝脏的变化。

一、消化系统老化的一般性改变

老年人的牙齿部分或全部缺失，牙龈萎缩、咀嚼力下降、唾液腺分泌功能下降。食管黏膜上皮萎缩，贲门括约肌松弛，平滑肌蠕动及输送食物的功能减弱。老年人胃的运动功能和分泌功能均减退，有不同程度的胃黏膜萎缩性变化，胃酸分泌量也随着年龄的增长而减少。胃黏膜的胃蛋白酶原分泌量上升，受损伤刺激后的胃黏液分泌减少。老年人胃黏膜萎缩、血流量减少、胃腺细胞分泌功能减弱，表现为消化能力低下，胃张力排空速度减慢，饥饿收缩减弱。老年人胃酸内因子等分泌减少，会影响铁和维生素 B_{12} 的吸收，导致老年人缺铁性贫血。

随着年龄的增长，老年人小肠的重量减轻，小肠绒毛变宽而弯曲。肠上皮细胞数量减少，胰腺分泌功能及活性降低，导致吸收功能下降。肠蠕动减弱和胃酸减少等因素会使小肠内细菌过度繁殖，导致老年人的体重下降、贫血、脂肪泻、腹泻及脂肪吸收障碍等。老年人的结肠往往也会有黏膜萎缩、肠腺形态异常、肌层萎缩、张力降低等老化改变，与之密切相关的疾病主要有便秘、大便失禁、直肠脱垂、肛门脱垂、大肠憩室等。

二、肝脏的变化

1.解剖组织学改变

随着年龄的增长，肝脏的重量逐渐减轻。从相对重量的角度来讲，肝脏相对出生时占身体重量的4%，50岁以后开始降低，90岁时仅占身体重量的1.5%。大体解剖上肝脏随年龄改变的特点是呈棕色萎缩性改变，原因是脂褐质颗粒在肝细胞溶酶体内沉积。有人认为脂褐质颗粒是由不能被肝细胞清除的污染物所构成。此外，老年人的肝细胞外间隙增加、肝实质纤维化、胶原组织增生。但一般并没有肝功能障碍的表现。老年人肝脏血流较正常成年人减少大约3%，单位体积肝血流量降低与年龄相关。动物实验发现，老化引起的肝脏血流减少最初发生于门脉系统血流的减少 [1]。

老年人肝脏组织学改变较轻，表现为肝细胞增大、大细胞核的细胞数量增加、细胞内线粒体数量减少而单个线粒体容量增加等。

2.肝脏功能改变

（1）结合和提取功能

老年患者对手术麻醉中可能使用的药物的代谢能力与肝脏的代谢功能有直接联系。老年人肝功能常规检查一般没有明显改变，如碱性磷酸酶、转氨酶、血清胆红素、转铁蛋白等。白蛋白的水平轻微下降，酶的活性有所降低。

目前研究认为，老年人肝脏的乙酰化和葡萄糖醛酸化这2种主要结合功能无明显变化。老年人肝脏门脉系统血流的降低可造成肝脏提取功能的损害，造成口服药物血浆浓度升高，而肝脏血流量的降低与静脉注射药物后的廓清率降低有关。口服普萘洛

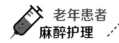
尔之后，老年人血浆药物浓度高于年轻机体，但药物在老年人体内的活性半衰期和廓清的时间没有明显改变。

（2）脱甲基功能

脱甲基是肝脏代谢药物的重要功能，机体对苯二氮䓬类的代谢最基本的就是 N- 脱甲基。氨基比林可用来衡量肝脏的脱甲基功能，研究表明人体肝脏对氨基比林的脱甲基功能随着年龄的增长而降低。这有助于解释临床上老年人应用苯二氮䓬类药物作用延长的现象。

（3）微粒体功能

羟化和氧化功能是肝细胞微粒体的基本功能，肝细胞微粒体功能可通过安替比林廓清实验来评价。研究结果提示，老年人对安替比林的廓清基本正常或轻微降低，即老年人肝脏微粒体的羟化和氧化功能无明显损害，但其他因素如咖啡因、吸烟和营养不良等可能导致老年人对安替比林的廓清延缓。由于缺乏更客观的指标，因此对老年人肝脏微粒体的功能变化目前尚存在争论。

（4）蛋白质合成功能

老年人体内蛋白质合成的总量，较年轻人相比约减少37%。目前认为，老年人体内某些蛋白质的合成减少，而另一些蛋白质合成增加。同时，蛋白质的分解速度降低，某些 mRNA 的转录精确度增加。此外，血浆蛋白性质的改变是老年人的另一特点，虽然老年人血浆白蛋白水平仅轻度降低，但白蛋白结合率降低，原因可能为蛋白与药物的结合位点减少，其直接结果是造成蛋白结合率高的药物如苯二氮䓬类、氯丙嗪等的非结合活性部分增多。随着年龄增长，肝细胞线粒体膜的胆固醇磷脂含量比例增加，可能与某些物质如色素的代谢障碍有关。

（谷如婷　韩　艳　韩青昂）

第五节　水电酸碱平衡与肾脏功能

随着机体的老化，肾脏的功能下降，结构也受到损害。老年肾脏的变化主要包括：重量减轻、血流量减少、皮质血流量减少、皮质减少、对血管扩张剂反应性下降、肾小球滤过率下降、肾小管功能如排钠浓缩及稀释和尿酸化功能受损等。

一、肾脏结构改变

健康老年人肾脏轮廓仍相对光滑，肾脏重量逐渐减少，肾皮质即肾小球数量减少。随着年龄的增长，出现生理性肾小球硬化，年龄越大肾小球硬化的比率越高，80 岁时最高可达 30%。肾单位内细胞数量减少，细胞核增大，肾小球系膜细胞数量增加，上皮细胞数量降低，使有效滤过面积减少。但肾小球的渗透性不随着年龄改变。

老年人的肾小管会发生一些轻微的镜下改变，肾单位近端小管长度、数量和厚度减少，远端小管扩张，在 90 岁时扩张达最高峰，每个小管可达 3 处，这种扩张最终可发展为老年人常见的单纯性潴留性囊肿。

肾脏血管变化随着年龄的增长也很明显，大血管改变更为突出。在无高血压及其他肾脏病时，老年人肾脏大血管即出现明显的硬化。小血管变化不明显。而老年高血压患者，其大血管和小血管硬化及衰老的表现均十分明显。微血管造影及组织学检查发现，肾小球动脉的老化有 2 种类型，即皮质型和近髓质型。皮质型的特点为肾小球透明样变及毛细血管丛塌陷，伴入球小动脉管腔蜕化，血流丧失，从而使皮质血流减少，最终导致肾单位死亡。近髓质型的特点为肾小球硬化和入球小动脉与出球小动脉之间解剖学上的连接，造成入球小动脉与出球小动脉之间的血流短路和肾小球功能的丧失，而髓质血流无明显减少。

老年肾脏间质纤维化明显，直接导致肾锥体萎缩，或引起肾小管梗阻、肾小球闭塞。

二、肾脏功能变化

1. 肾脏血流

肾脏的血流随年龄增加逐渐降低。肾血流量的减少与入球及出球动脉阻力增加有关。肾血流量减少与心排出量之间的关系尚未确定，但老年人肾血流量与心排出量之比是下降的。肾血流量的降低主要是肾皮质血流量的减低，而肾髓质血流量基本维持正常，这一发现与组织学研究的结果相一致。

2. 肾小球滤过率

老年人肾脏的解剖和组织学改变导致有重要临床意义的肾小球滤过率的进行性下降。老年人血清肌酐清除率可通过 Cockcroft 提出的计算公式计算：

血清肌酐清除率 = （140 - 年龄）× 体重（kg）/（72 × 血清肌酐浓度）

老年女性式中结果再乘以 0.85。

跟踪研究表明，年龄对肌酐清除率的影响有很大差异，约 1/3 老年人肾小球滤过率可不受影响，这表明除年龄以外还有其他因素造成了肾功能的减退。

3. 肾脏浓缩与稀释功能

随着年龄的增长，肾脏的浓缩功能下降。健康人尿比重 40 岁时为 1.030，而 89 岁

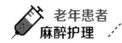
时为 1.023。禁水 24 小时后，20 岁的尿渗透压最大为 1109 mOsm/（kg·H$_2$O），40 岁时为 1051 mOsm/（kg·H$_2$O），而 79 岁时为 882 mOsm/（kg·H$_2$O）。肾脏浓缩功能的下降与肾小球滤过率的下降并不平行，与血管加压素的释放也无直接关系。研究证实，老年人肾脏浓缩功能下降的主要原因是 Henle 袢的溶质转运障碍，使其不能在髓质形成高渗，另一原因为髓质血流的相对增加降低了髓质的高渗。

老年人肾脏的正常稀释功能下降，在水利尿试验中 70~80 岁老年人最低尿渗透压为 92 mOsm/（kg·H$_2$O），而 17~40 岁的年轻人为 52 mOsm/（kg·H$_2$O），老年人自由水清除为 5.9 mL/min，年轻人为 16.2 mL/min。稀释功能下降的主要原因是肾小球滤过率的降低，可能也有其他因素的参与。

4. 水电解质平衡

老年人的肾脏对钠的调节能力下降，表现为在缺钠时保钠能力降低，而钠负荷增加时排钠能力也下降。老年人基础肾素－血管紧张素－醛固酮浓度较年轻人下降30%~50%，在体内钠不足如限制盐分的摄入或使用利尿剂时，机体增加肾素分泌，醛固酮的反应能力也较年轻人低 30%~50%，导致远端小管对钠的重吸收不能有效增加，即肾脏保钠能力受损。同样，老年人在急性钠负荷及水负荷时又不能及时有效地通过肾脏排钠、排水，其主要原因是老年人肾脏肌酐清除率下降和心房利钠因子的分泌不足。

老年人体内钾总量及血钾均有所下降，女性更为显著。同时肾脏对钾的调节能力降低，使老年人更易出现高血钾或低血钾。动物实验显示，在给予钾负荷后，肾内及肾外的 Na$^+$-K$^+$-ATP 酶均受损。老年人肠道钙的吸收减少，与 α 羟化酶及 1,25-（OH）$_2$D$_3$ 水平下降相平行，但肾小管对钙的重吸收并未受损，肾小管对磷的重吸收减少，并且动物实验证实甲状旁腺素不能完全纠正磷的吸收异常，磷转运的障碍可能与 Na$^+$ 梯度依赖性磷转运的速率下降有关。

5. 酸碱平衡

生理条件下老年人可维持正常的酸碱平衡，即基础酸排泄与年轻人并无区别。但在应激条件下对酸负荷的反应下降，持续的时间长。在老年人中，肾脏通过酸化尿液来代偿代谢性酸中毒的能力减弱，排泄酸负荷需要大约 3 倍的时间。目前认为酸排泄的减少是由于肾小管数量减少造成对氨的排泄能力降低所致。年轻人尿氨的排泄占总酸排泄的 72%，而老年人仅为 59%，动物实验也证明，老年动物对酸排泄的减少主要是尿氨排泄减少所致。

慢性阴离子隙性代谢性酸中毒通常见于老年患者，因其肾脏无法排泄每日蛋白质代谢产生的酸负荷。在老年人中，肾脏通过酸化尿液来代偿代谢性酸中毒的能力逐渐减弱，排泄酸负荷需要几乎 3 倍的时间，从而易导致高钾血症。

由于麻醉药物多数为经肠外给药，其代谢途径又多为经肾脏，因此老年人肾小球和肾小管功能的降低必然导致静脉镇静、催眠和麻醉药物的作用时间延长，临床需从小剂量开始仔细滴定所需药物剂量。此外，对肾毒性药物如某些早期的吸入麻醉剂使用应十分慎重。

（封彩云　付秀云　高会芳　葛　萍）

第六节　内分泌系统与代谢

　　老年人内分泌代谢的改变比较复杂，包括内分泌细胞、内分泌器官、内分泌轴及激素－受体水平的多层面改变。老年人多数内分泌器官和内分泌轴功能降低，包括病理性的减退和生理性的下调。老年人的内分泌变化还与激素的合成、分泌代谢及组织对激素的反应（受体和受体后变化）等方面有关。

一、内分泌系统生理改变

1. 下丘脑生理学改变

　　老年人下丘脑和纹状体去甲肾上腺素及多巴胺的转换率降低，对多巴胺的再摄取受限制，使下丘脑多巴胺储存减少，单胺功能改变可能是老年人内分泌障碍的关键环节；老年人下丘脑的促性腺释放激素活性降低，生长激素释放激素含量减少，促肾上腺皮质激素释放激素增多。

2. 垂体－肾上腺皮质系统反应减退

　　（1）垂体生理改变：① 老年人垂体分泌的激素中，血中促肾上腺皮质激素、促甲状腺激素浓度、昼夜节律变化仍维持正常，但肾上腺皮质对促肾上腺皮质激素的反应性下降，老年男性腺垂体促甲状腺激素储备及应激能力下降，而老年女性无年龄差异；② 老年女性腺垂体分泌促黄体生成素、卵泡刺激素明显上升，垂体中卵泡刺激素／促黄体生成素比例显著升高；③ 老年人垂体分泌生长激素减少，尤其是其与睡眠有关的昼夜分泌现象消失，且生长激素对机体生理学影响减弱；④ 抗利尿激素分泌改变。老年人血中抗利尿激素浓度低于年轻人，且老年人肾小管对抗利尿激素的敏感性降低，尿浓缩功能减弱，这影响到血流动力学或血浆渗透压的改变，使机体容易出现体位性低血压和体液水平失调。

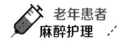
（2）肾上腺生理改变：① 老年人肾上腺髓质分泌的肾上腺素、去甲肾上腺素均升高，导致老年人存在高血压倾向；② 老年人肾素和醛固酮分泌量均下降，老年人对低盐饮食和利尿药反应降低；③ 老年人肾上腺皮质分泌皮质醇的速率和排泄率下降，且功能下降即老年人应对突发事件的应激能力下降，但其分泌昼夜节律维持正常；④ 肾上腺皮质的雄性激素分泌随年龄增长直线下降，血浆中硫酸脱氢异雄酮亦随年龄增长直线下降，部分 80 岁的老年人甚至完全消失。

3. 甲状腺激素水平下降和甲状旁腺功能增强

（1）甲状腺合成甲状腺激素减少，其中三碘甲状腺原氨酸（T_3）、游离三碘甲状腺原氨酸（FT_3）水平随增龄而降低，而外周组织降解四碘甲状腺原氨酸（T_4）的能力下降，使老年人 T_4 血清水平常保持不变，提示老年人对甲状腺素的需求、产生和代谢都呈低下状态；甲状腺素结合球蛋白不随年龄变化而变化；老年人甲状腺摄 ^{131}I 能力亦保持在中青年水平。

（2）老年人甲状旁腺素分泌随年龄增长而上升，主要是老年人相对钙缺乏，而维持正常血清钙浓度需要较高水平的甲状旁腺素；肾脏对甲状旁腺素的反应性降低，甲状旁腺素介导的肾脏合成 1，25- 二羟胆钙化醇的功能受损，血中 1，25- 二羟胆钙化醇减少影响肠道对钙、磷的正常吸收；老年人甲状旁腺功能增强会降低肾小管对磷的重吸收，导致低磷血症。

4. 性腺功能下降

（1）老年男性的睾丸功能下降：① 睾丸分泌雄性激素水平下降；② 雄性激素与血浆蛋白质结合增加，游离的雄性激素减少；③ 老年男性睾丸原发性功能减退者常有血浆睾酮水平下降，促性腺激素水平增高，周围组织中雄性激素转化为雌性激素增多，使性功能减低，人体肌肉组织减少。

（2）老年女性卵巢功能老化：① 卵巢的卵泡对促性腺激素反应能力下降，卵泡发育不良，排卵周期减少，黄体功能不全，出现无排卵月经。当雌激素水平进一步下降至不能刺激子宫内膜增生时，月经即终止。② 下丘脑 - 垂体 - 卵巢内分泌轴功能失衡，自主神经功能紊乱，新陈代谢障碍，雌激素的靶器官退行性变化及萎缩，出现更年期临床表现。③ 绝经期后，雌激素水平下降，使老年妇女骨质丢失加速。

5. 胰腺功能

葡萄糖耐量减低，肾糖阈值升高。随着年龄的增长，人体空腹血糖水平无明显影响，但糖耐量则逐渐降低，胰岛细胞对血糖的反应减低。其原因包括：① 内源性胰岛素对抗激素的作用或胰岛细胞对葡萄糖的敏感性降低；② 老年人肌肉组织容量减少，糖原储备不足，血糖升高；③老年人脂肪代谢能力下降，出现高脂血症，血中游离脂肪酸损害外周组织对葡萄糖的利用；④老年人代谢率降低，对糖的需求和利用减少。

6. 人体基础代谢率

人体基础代谢率在 30 岁以后每年降低 1% 左右，老年人基础代谢率也逐渐降低，产热减少，对寒冷的血管收缩反应也降低，使体热容易丧失过多而使人体体温降低。寒战可使机体耗氧增加，并加重心脏负担；术中低温，可使术后蛋白质分解代谢增加。因此，老年人在围手术期应加强保温，防止低温对代谢的不良影响。

二、内分泌系统生理改变的解剖学基础

1. 下丘脑

作为机体内最重要的神经内分泌组织，下丘脑随着年龄增长出现退行性改变，老年人下丘脑重量减轻，血供减少，结缔组织增加及细胞形态改变。

2. 垂体 – 肾上腺皮质系统

老年人垂体外形呈纤维性收缩和皱褶改变，重量减轻，血供减少，结缔组织增加，嗜酸细胞减少而嗜碱细胞相对增加；老年人肾上腺老化特征为其纤维化性退行性改变和腺体增生，其结缔组织和色素增加。

3. 甲状腺和甲状旁腺

老年人甲状腺和甲状旁腺重量减轻，其中甲状腺滤泡间结缔组织增多，同时纤维化并有炎性细胞浸润及结节形成，甲状腺滤泡缩小。

4. 性腺

老年男性睾丸退行性改变：体积缩小，生精上皮及毛细血管减少，管腔硬化变窄，前列腺重量减轻；老年女性卵巢萎缩变小，重量减轻，80 岁的老年女性卵巢常缩小为一小片结缔组织。

5. 胰腺

老年人胰岛 α 细胞增多，β 细胞减少；老年人胰岛增生能力逐渐下降。

（李　蓉　李春荣　李琳章）

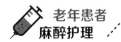
第七节　血液系统

一、造血干细胞

　　骨髓干细胞的增生能力随年龄增长而有着明显地减低。老年人骨髓细胞在组织培养中维持的生成时间与年轻人一样，但其中干细胞的数量比年轻人有明显下降。健康老年人的骨髓红系和粒-单系祖细胞的增殖能力均减低。同时，老年人骨髓干细胞对促红细胞生成素和粒细胞-巨噬细胞集落刺激因子的反应能力也明显降低。在应激状态下，老年人黄骨髓转变成红骨髓恢复造血的能力也明显减低。

二、红细胞和血红蛋白

　　老年人外周血中血红蛋白及血细胞比容在正常范围内，但随着年龄的增加略有下降，而且男女之间血红蛋白的差别也越来越小。红细胞平均体积和渗透脆性随年龄增加而增加，红细胞体积的均一性也发生着改变。老年人红细胞寿命缩短，红细胞对 K^+ 的运转力减低，红细胞胞质中的蛋白激酶 C 活性降低，而细胞膜上蛋白激酶（PKC）活性增加。随着年龄的增长，老年人血清铁含量降低，骨髓铁储备减少，血清运铁蛋白水平降低，血清总铁结合力降低，对需求增加的反应能力缺乏，容易导致贫血。

三、白细胞

　　老年人外周血白细胞总数偏低，但粒细胞数量无明显下降，白细胞减少的主要原因是 T 淋巴细胞减少。此外，老年人白细胞对应激、药物的刺激降低，对微生物的趋化性、吞噬性及杀伤作用减弱，T 细胞数目减少，B 细胞产生抗体能力也降低，可能是老年人易发生感染、肿瘤的主要原因。

四、凝血功能

　　老年人血管内皮细胞前列环素的生成能力随着年龄的增长而降低，使血小板黏附及聚集性增高；血管内皮表面硫酸乙酰肝素含量明显低于年轻人，血管自身的抗凝能力和抗凝血酶原Ⅲ的活性也随之下降。老年人血小板聚集、释放功能增强，对二磷酸腺苷胶原、去甲肾上腺素等聚集诱导剂非常敏感，血浆 β-血小板球蛋白、血小板第 4 因子水平也有明显升高。此外，老年人血浆中凝血因子Ⅴ、Ⅶ、Ⅷ活性，以及血友病因子、纤维蛋白原含量显著升高，纤溶酶原激活物的活性降低，抗凝血酶原Ⅲ、血栓调节蛋白的抗凝活性有所下降。

（荆成燕　匡严娜）

第八节　运动系统

运动系统包括骨、关节和肌肉。随着衰老，老年人的运动系统发生明显的退行性改变。

一、肌肉

肌细胞内水分减少，细胞间液体增多，肌肉萎缩，失去弹性，肌群体积减小。研究表明，30岁的男子肌肉占体重的43%，老年人仅占25%。随着老年人血浆生长激素及胰岛素生长因子含量的减少，50岁以后，肌肉量以每年10%的速度递减。肌肉力量和肌肉工作能力、调节能力逐渐减弱。肌肉组织间纤维组织增生，肌腱韧带因萎缩而变得僵硬。

二、骨与关节

（1）骨骼中有机物减少，骨量下降，骨骼变脆。目前认为，与种族因素、年龄因素、内分泌及过少活动、过少接触阳光等有关。在内分泌因素中，主要与性腺激素和肾上腺皮质激素相对减少，甲状旁腺素分泌增加和血中降钙素减少有关。

（2）椎间盘扁平，椎间隙变窄，脊柱高度变短，身高变矮。老年人身高的变化也主要体现为坐高的改变。椎间盘的老化特征还包括椎间盘形成骨赘或骨质增生；关节软骨纤维化、磨损及骨化。滑膜萎缩变薄，表面皱襞和绒毛增多，纤维增多，滑囊变僵硬，使关节也变得僵硬；滑液减少且黏稠。

（3）运动能力减退，关节活动范围缩小即肩关节的后伸和外旋、肘关节的伸展、前臂的旋后、髋关节的旋转及膝关节的伸展明显受限。

（侯学梅　胡晓芬）

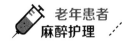
第九节 心理状况

现代医学模式即生物－心理－社会医学模式认为，疾病的发生不单单是生物致病因素，心理和社会因素更应当引起重视。人的心理是人脑的功能，是人的感知、记忆、思维、意志、气质、性格、人格、能力等心理现象的总称，是大脑对外界客观事物的反映。良好的心理素质有利于正确地认识客观事物，对健康是有益的。相反，不良的心理状况对健康有损，并可诱发疾病。

生理功能和心理功能密切相关，老年人随着各系统和主要器官功能的衰退，其智力、注意力、记忆力等功能发生相应改变。

1. 智力

老年人直接依赖于生理功能的智力功能下降，与积累知识和经验有关的习惯性智力常随年龄增长而增长，但解决问题的能力、逻辑推理能力、批判性思维能力下降，灵活性下降。现代心理学研究表明，老年人智力改变的特征为：① 对新事物学习能力的液态智力随增龄而下降；② 与文化知识和经验积累有关的言语能力、判断力及习得技能的晶态智力在70岁之前常随着增龄而增加，70岁后有所减退。

2. 性格

老年人性格受多种因素影响而发生变化，这种变化常常不是内源性的。性格与所处的地位、受教育的程度、健康及当时的环境密切相关。老年人对自己的身体状况过于关心，自尊心强、固执、易于激动，对外界环境淡漠、缺乏兴趣，不易接受新鲜事物。

3. 情绪

① 老年人情绪体验的强度和持久性随着年龄的增长而提高，情绪趋向不稳定及行为发生改变，表现为易兴奋、多疑、激惹、喜欢唠叨、与人争论，冲动难以平复且有较强的依赖性；② 事业心较强的老年人，退休后会产生强烈的失落感，情绪抑郁，独居时产生孤独感和压力感。

4. 记忆

成年人记忆随着年龄的增长而发生变化，这是一种自然现象，属于生理性变化。虽然老年人记忆具备自己的特点，往往会带来不便，但对他们的工作、学习、生活还不至于产生很大的影响。虽然记忆有减退趋势，但是在减退出现的时间、速度和程度各方面存在很大的个体差异，说明其中有很大的变异性，有些老年人仍能保持良好的记忆功能。

老年人生理变化和心理变化的影响，使得麻醉处理变得更加复杂，因此老年人围麻醉期的心理护理至关重要。

随着年龄的增长，人体各系统器官功能减退，脑组织也逐渐发生形态和结构方面的变化，心理活动也随之发生改变。因对麻醉、手术具有恐惧感及对自己所患疾病的不了解，一些需要手术治疗的老年患者在麻醉前情绪改变相当明显，显得恐惧、焦虑和精神紧张。这些心理反应与年轻人相似，老年人更关注是否能耐受手术、担心丧失自理能力、担心经济负担、重视家人的态度。这种精神紧张的刺激会破坏人的正常情绪，从而产生过度的应激反应，出现生理功能障碍，甚至能加速疾病的发展，导致重要脏器储备功能进一步减弱甚至衰竭，极易发生麻醉意外及严重并发症。反之，积极愉快的情绪可以提高大脑皮质的反应性，保持机体内外环境的平衡，保证生命器官的功能稳定。同时，稳定的情绪还能增加食欲，保证充足的睡眠，增加机体的免疫功能。因此，应重视加强护患沟通，了解患者的心理需求，消除各种紧张因素，缩短护患之间的心理距离，从而尽快适应医疗环境，使者树立战胜疾病的信心与决心，促进疾病早日康复。

（李梦瑾　李艳红　朱瑞刚　禇海妮）

参考文献

[1] 王国林，李文硕 . 老年麻醉学 . 天津：天津科学技术出版社，2003.

[2] 邓小明，姚尚龙，于布为，等 . 现代麻醉学 . 5 版 . 北京：人民卫生出版社，2020.

[3] 弗雷德里克·西伯 . 老年麻醉学 . 左明章，田鸣，主译 . 北京：人民卫生出版社，2010.

[4] 王国林 . 老年麻醉 . 北京：人民卫生出版社，2009.

第三章　老年患者的药理学特点

麻醉学科的发展与药物密切相关，研究药物的体内代谢规律有助于麻醉医生选择临床药物、建立合理的给药途径，能够预防和及时处理发生的不良反应，是保证老年人麻醉和围手术期用药安全的关键。

随着年龄的增长，组织和器官的功能逐渐衰退，如血液循环系统功能衰退，肝肾功能下降等。这些组织及器官的功能衰退致使药物在人体内吸收、分布、代谢、排泄等都与青壮年不同，容易诱发水电解质紊乱而导致老年人对药物耐受下降，药物在老年人体内停留时间延长，血液中药物浓度升高，各种药物蓄积，药物作用发生改变，易出现药物毒副反应。据统计，老年人因药物治疗而发生不良反应的风险是其他成年人的 2.5 倍[1]。

第一节　药代动力学特点

老年药物代谢动力学简称为老年药动学，是研究药物在老年人体内吸收、分布、代谢和排泄过程及药物浓度随时间变化规律的学科。老年药代动力学主要表现为主动转运吸收的药物吸收减少，被动转运吸收的药物吸收不变，药物代谢能力减弱、排泄功能降低、清除半衰期延长，血药浓度增高。药物作用部位的浓度受药物体内过程的影响而进行动态变化。

一、药物的分布

药物分布可以定义为药物吸收到体内后从一个位置向另一个位置进行转移，是药物离开血浆缓慢进入细胞外液和组织的过程。药物通过胃肠吸收后进入血液循环，随着血液循环分布到机体各个器官，与靶细胞上受体结合发挥药理作用。药物在体内的分布主要取决于组织、器官的血流速度及药物与靶器官的亲和力。很显然，药物分布的速度越快，起效也就越快。此外，组织屏障、药物与血浆蛋白结合量、体液 pH、机体蛋白含量也会影响药物的分布[2]。

老年人血浆蛋白减少，药物和血浆蛋白结合力与青年人相比降低约 20%，因此使游离药物增加，导致药理效应与毒副作用相应增加[3]。老年人服用多种药物时，这些药物在体内与血浆白蛋白竞争性结合，结合力弱的药物在血中游离浓度较高，因此老年人联合用药时需加强注意。老年人体内环境随着年龄增长而发生变化，药物的分布也发生相应的变化。因此，药物吸收后在老年人体内分布还可能受以下几个方面的影响。

1. 总体液减少，肌肉量减少，脂肪含量增加

老年人的细胞内液减少，体内总水分下降，水溶性药物的分布容积有所减少，从而使作用部位药物浓度增加。相反，老年人体内脂肪含量有所增多，脂溶性药物的分布容积有所增大，药物作用持续时间延长，如地西泮、硫喷妥钠、利多卡因等分布容积增大，在体内滞留时间延长，药物分布容积增加，血浆药物浓度峰值减少，不良反应减少，脂溶性药物易从脑组织转入到脂肪组织。而水溶性药物（苯妥英钠、阿司匹林、对乙酰氨基酚、吗啡、地高辛、普萘洛尔等）在老年人体内分布容积减小，在血液中浓度增高，能较长时间维持有效血浆药物水平，同时增加药物不良反应。

肌肉和脂肪组织对药物的分布有较大的影响。另外，肺对麻醉药物的药动学也有非常重要的作用，如舒芬太尼、芬太尼、阿芬太尼等药物在单次注射后初始计量的65% 以上通过肺组织被肺组织摄取（肺首过效应），这些药物在肺的分布不受自主呼吸、控制通气等的影响，与药物在动脉中的峰浓度有关，可作为药物释放至血液中再次进行药物分布。

2. 蛋白结合

药物的蛋白结合决定了药物在血浆及其他组织中的浓度。大部分药物不同程度地与血浆蛋白结合，药物与血浆白蛋白的结合率直接影响药物的分布容积。老年人的血浆白蛋白含量有所降低，与白蛋白结合药物的量相应减少，游离药物浓度升高，因此老年人使用蛋白结合率高的药物时剂量应酌减。此外，某些麻醉药物与老年人红细胞的结合率也有所下降，如哌替啶。药物的酸碱性影响其与不同蛋白的结合，酸性药物与白蛋白的亲和力高，如华法林、青霉素、阿司匹林和磺胺类药物等；碱性亲脂类药物更易与酸性糖蛋白和脂蛋白结合，如阿普洛尔、氯丙嗪等。老年人体内酸性糖蛋白含量比青年人增多，可使酸性亲脂类药物和抗抑郁药物等游离血药浓度降低，从而影响药物的分布，所以使用这类药物时，应考虑老年人血液中酸性糖蛋白的水平，避免不良反应的发生。

3. 心功能降低，器官及组织血流量减少

老年人心脏瓣膜易发生心室壁增厚，心脏收缩减慢，心输出量减少，各个脏器血流量发生改变。肝脏及肾脏血流量减少明显，使某些药物代谢减慢，冠状循环及骨骼肌循环改变较少。老年人动脉硬化，血管内脂肪酸等物质聚集，使动脉变窄，减少血流分布。血液循环和机体各部位的血流量与药物分布有很大关系，老年人心输出量减少，30 岁以后每增加 1 岁心输出量减少 1%，65 岁后心输出量减少 30%~35%。老年人机体的血流量不均衡减少，致使药物在体内的分布受到不均衡的影响。

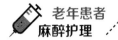

4. 多种药物合用，不良反应发生概率增加

在麻醉实施过程中，往往使用多种药物，血浆蛋白与药物结合的减少更加明显，所以出现药物不良反应的概率增加。血浆蛋白结合率高的药物更容易受影响，如华法林，合用某些药物使华法林的游离血药浓度升高，增加出血风险，对低蛋白血症或肾功能低下的老年人，苯妥英钠可增加神经系统和血液系统的副作用，因此应该根据年龄增长适当减少用药剂量。同时，随着年龄增长，药物与红细胞结合也减少，如哌替啶在年轻人中有 50% 与红细胞结合，而老年人只有 20% 相结合，导致游离药物增多，这是老年人血药浓度增高的原因。

二、药物的吸收

药物吸收是指药物从用药部位渗入到血管，并进入血液循环的过程。药物进入血液循环必须通过胃肠细胞膜后方可被吸收，有 4 种药物吸收的方式：被动扩散、主动转运、胞饮作用和由小孔滤入，最重要的吸收方式为被动扩散；口服给药经胃肠道吸收大多属于被动转运吸收，影响口服药物吸收的主要因素是胃肠道改变：① 老年人胃酸分泌减少会影响药物离子化程度，使药物在胃中吸收减少；② 老年人胃肠蠕动减慢，胃肠排空速度下降，药物到达小肠的时间延迟，使药物吸收减慢，有效血药浓度到达峰值的时间推迟；③ 老年人胃肠流量和肠腔内的液体减少，使药物的溶解度有所下降，药物在血液中达峰值的时间较长。

肌内注射、直肠给药、静脉注射、舌下给药等给药途径的药物吸收情况也与年龄有关。如局部使用利多卡因的吸收受注射部位血流量的影响。老年人局部血液循环较差，绝大多数肌肉组织的药物吸收速率较药物的起效时间延长。因此，麻醉和手术前必须了解患者术前用药情况，对可能出现的药物吸收延迟做出充分估计。

三、药物的代谢

药物代谢分为 I 相反应和 II 相反应 2 大类。I 相反应：包括氧化反应、还原反应和水解反应。常见和最重要的反应为氧化反应。I 相反应的代谢产物水溶性增加，便于排出体外。药物氧化代谢的环氧化中间产物可以与大分子结合，形成共价键，对器官有毒性作用。II 相反应：是含有极性基团的药物或者代谢产物与体内内源性物质相结合的反应，为合成反应，进一步增加分子亲水性而利于肾脏消除，反应产物大多失去药理活性。II 相反应需要能量和特异性转移酶，而转移酶多存在于线粒体及细胞质中。

肝脏是药物代谢的主要器官，随着机体的老化，肝脏的体积不断减少，肝血流量每10 年减少 10%。肝实质代谢药物能力也不断下降。首先，老年人体内肝微粒体酶的活性下降，直接影响了药物在体内的裂解，使血药浓度有不同程度的升高。此外，老年人肝脏对外界因素诱导和抑制药物酶作用的反应性也有所降低，药物在体内的半衰期延长，老年人肝血流量的减少使药物的首过效应下降，影响药物在体内的代谢。一些药物（如普萘洛尔、利多卡因等）在血液中的浓度比年轻人有所升高。老年人一般肝功能检查正常不能说明肝脏代谢能力正常，肝功能检查不能作为预测老年人代谢是否正常的依据。

四、药物的排泄

药物排泄是指药物在体内吸收、分布、代谢后，以原形或代谢产物的形式通过不同途径排出体外的过程。

肾脏是药物排泄的重要器官，其次是胆汁、肺、肠道、唾液、乳腺和汗腺。随着年龄的增长，老年人肾体积会减少大约 30%。老年人的并存疾病可能导致肾功能下降，并且肾血流量每 10 年约减少 10%，机体对药物的排泄能力逐步下降。药物在肾脏的转运过程主要是肾小球被动过滤、肾小管主动分泌及肾小管重吸收。大部分麻醉药物属于脂溶性药物，由肾小球滤过后肾小管完全重吸收，肾脏仅能排泄水溶性高的药物代谢产物。老年人药物排泄能力比年轻人降低 40%，肾小球滤过率、肾小管的分泌和重吸收功能均有所降低，从而使药物的半衰期延长、血药浓度增高。临床常以血肌酐水平作为判断肾功能的标志。老年人肾功能减退，肌酐清除率降低，同时因肌肉有不同程度的萎缩使肌酐产生减少，血肌酐浓度仍可以不升高，所以老年人的血肌酐浓度不能作为衡量肾功能的唯一指标，必须以血肌酐清除率为指标。

（刘　红　刘　佳　钟丽媛　周　霞）

第二节　药效动力学特点

药物效应动力学（pharmacodynamics）简称药效学，主要研究药物对机体的作用、作用规律及作用机制，包括药物与作用靶位之间互相作用引起的生物化学、生理学和形态学变化，以及药物作用的全过程和分子机制。老年人药效学改变是指机体效应器官对药物的反应随年龄增长而改变。老年人各系统生理功能减退，经常合并多种疾病，合用多种药物，对药物作用更加敏感，不良反应发生率增加，用药依从性较差从而影响药效。

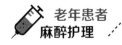
1. 对中枢抑制药敏感性增加

老年人中枢神经系统主要的改变有：① 内源性催化酶的合成降低和破坏增加，导致神经递质（儿茶酚胺、多巴胺等）大量消耗；而这些神经递质的减少并不能因为受体活性代偿性上调而得到平衡，以上改变也是阿尔茨海默病及帕金森病等年龄相关疾病的重要潜在发病机制。② 丘脑、蓝斑等特定部位皮质神经元选择性消耗[4]。老年人大脑质量降低，脑血流量和耗氧量也同样降低，存活细胞中神经元缺失伴随神经元之间连接进行性降低。几乎所有麻醉药物的作用靶点都是中枢神经系统，因此，随着年龄增加，中枢神经系统的改变会直接影响其对麻醉药物的作用。如有镇静作用和有镇静不良反应的药物，均可引起中枢过度抑制作用；对吗啡的镇痛作用、对吸入麻醉药物和麻醉药物(利多卡因、苯二氮䓬类)的敏感性增加，所以对老年人来说，此类药物要减少使用剂量，老年人对麻醉药物高度敏感，使用年轻人常用麻醉药物剂量时，可产生过度镇静，出现意识模糊和呼吸抑制，而较少剂量则可缓解患者疼痛。

2. 对肝素等抗凝药物敏感，易出现出血等相关并发症

老年人肝脏合成凝血因子的能力减弱，维生素 K 常由于摄入不足或吸收减少而缺乏，老年人血管变性，止血反应减弱，因此对抗凝药物比青壮年敏感，易出现出血等并发症。

3. 使影响内环境稳定的药物作用增强

老年人内环境稳定调节能力减弱，使影响内环境稳定的药物作用增强。老年人压力感受器反应减弱，心脏及本身神经系统反应减弱，导致血压调节功能不全，很多药物可引起体位性低血压，特别是氯丙嗪、苯妥拉明、普鲁卡因胺，以及抗高血压药物和利尿剂等。老年人体温调节能力降低，氯丙嗪等药物易引起体温下降。老年人使用胰岛素时，易出现低血糖反应。

4. 对肾上腺素敏感

老年人对肾上腺素敏感，小剂量肾上腺素即可使老年人肾血流量降低 50%~60%、肾血管阻力增加[5]。

5. 对药物敏感性降低，反应减弱

老年人心脏受体数目减少，亲和力下降，对肾上腺素能受体激动剂及阻断剂反应均减弱，敏感性降低，使用同等剂量的异丙肾上腺素时加速心率的反应比青年人弱，普萘洛尔减慢心率的作用也减弱。老年人使用阿托品增加心率的作用减弱（青年人使用阿托品可增加 20~25 次 / 分，老年人仅能增加 4~5 次 / 分）。

（赵蕊蕊　赵艳琪　刘博实　刘萌萌）

参考文献

[1] 王士雯.老年人用药问题.国外医学（老年医学分册），2009，14（5）：566-567.

[2] 王国林，李文硕.老年麻醉学.天津：天津科学技术出版社，2003.

[3] 汪耀.实用老年病学.1版.北京：人民卫生出版社，2014.

[4] 王国林.老年麻醉.北京：人民卫生出版社，2009.

[5] 陈杰，缪长虹.老年麻醉与围术期处理.北京：人民卫生出版社，2016.

第四章　老年患者麻醉药物的选择

老年患者因机体功能的衰退，在自身免疫功能、生理功能等多个方面都逐渐衰退，使用精准地麻醉药物剂量是实现安全麻醉的关键。

一、静脉麻醉药

非阿片类静脉麻醉药在现代麻醉中起着重要作用，目前被广泛应用于麻醉的快速诱导及麻醉维持中。其优点是起效快，不适感少，可根据个体差异选择麻醉药物及用量。由于老年患者生理器官的衰退，并存疾病多，所以应充分了解静脉麻醉药物的药理作用，谨慎合理选择静脉麻醉药物，安全用药。

1. 丙泊酚

丙泊酚（propofol）是一种新型快速、短效静脉麻醉药，化学名为 2，6- 双异丙基苯酚，为烷基酚类的短效静脉麻醉药，通过激活 γ- 氨基丁酸受体 – 氯离子复合物，发挥镇静催眠作用。目前临床上普遍用于麻醉诱导、麻醉维持及危重患者镇静。它麻醉诱导起效快，能抑制咽喉反射，有利于插管，较少发生喉痉挛；还具有苏醒迅速且醒后无宿醉感，以及术后恶心呕吐发生率低等优点。

丙泊酚是强效亲脂性药物，与蛋白结合率极高，年龄因素可导致药物分布容积与蛋白结合率发生极大变化。随年龄增长，心输出量及机体总水含量降低，使老年人药物的初次分布容积降低，同时，由于肝血流量降低，药物清除率减低，会使单次推注丙泊酚后血浆中药物的浓度增加。Schnider 等[1] 的药物的研究指出老年患者对丙泊酚的镇静作用敏感度增加，而向效应部位的转运效率变化不大，这就意味着老年人使用等量诱导剂量会使丙泊酚作用增强，使老年人呼吸暂停和低血压的概率大大增加，年龄与动脉压降低呈明显正相关。有学者建议，老年患者在麻醉诱导和维持时，应观察患者的反应，药物剂量应减少 20%，单次使用剂量应减少 30%[2]。对老年患者来说，缓慢地给予首剂量 1mg/kg 诱导，出现药效后通过靶控输注技术（考虑年龄因素的输注模式）直接靶控效应部位浓度是丙泊酚的最佳给药方式。

2. 硫喷妥钠

硫喷妥钠（thiopental sodium）具有高度亲脂性，为短效巴比妥类药物。静脉注射后迅速通过血脑屏障作用于中枢神经系统，10~15 秒患者意识消失，作用持续时间

5~10 分钟。其镇痛作用很弱，肌松作用也差。对循环系统及呼吸中枢的直接抑制作用较明显，抑制程度与给药剂量和注射速度密切相关。该药有抑制交感神经、兴奋迷走神经的作用，易引起咳嗽、喉及支气管痉挛。大量快速注射可直接抑制心肌与呼吸中枢，降低外周阻力，导致血压明显下降，呼吸微弱甚至停止。该药能提高心肌对肾上腺素的敏感性，导致心律失常。用药后 2~3 分钟血钾轻度下降，10 分钟左右恢复正常。大剂量长时间应用对肝肾功能有抑制作用。

硫喷妥钠用于老年人麻醉诱导时需要量明显降低，可降低 60% 以上[3]。由于衰老并不会导致初期分布容积的改变，所以静脉推注后硫喷妥钠在老年人与年轻人体内的血药浓度并无差别。但老年人药物清除率降低，硫喷妥钠血药浓度降低缓慢。静脉推注数分钟后硫喷妥钠血药浓度达高峰，使分布到生物相的硫喷妥钠增加，使麻醉镇静效果增强。目前学者认为老年人硫喷妥钠需要量降低可能与年龄相关性药代学改变无关，但是当快速推注硫喷妥钠时，其血药浓度的增加速度可能会超过药物与蛋白结合的速度，药物游离部分迅速增加，使麻醉效应增加，所以老年人使用硫喷妥钠时应缓慢给药。即使能考虑到所有影响用药剂量的因素，但因老年人个体间仍存在显著差异，所以应根据每个人对药物的反应做出药物剂量的调整。

3. 依托咪酯

依托咪酯（etomidate）是一种快速催眠性静脉全身麻醉药（简称全麻药），为非巴比妥类静脉镇静药。依托咪酯安全性大，是麻醉诱导常用的药物之一。其主要优点是对血流动力学影响小，对心血管及呼吸系统影响较小，临床常用于对老年患者的麻醉诱导。可使颅内压随剂量的增加而明显下降，能降低脑氧代谢率和颅内压，因此具有一定的脑保护作用。

依托咪酯静脉注射后，很快进入脑和其他血流灌注丰富的器官，其次是肌肉、脂肪组织等摄取较慢的组织和器官。依托咪酯主要依靠肝脏代谢，随年龄增加，依托咪酯清除率降低，并与肝脏血流量降低的程度一致。有研究发现，年龄相关性剂量改变与老年人脑敏感性无关。老年人依托咪酯需要量降低的基础为年龄依赖性的药代学改变，不是脑反应性改变。

4. 咪达唑仑

咪达唑仑（midazolam）为苯二氮䓬类药物，脂溶性高，其清除率依赖肝血流量，消除半衰期短，约为 2 小时。随年龄增长，全身脂肪含量会增加，使咪达唑仑全身的分布量增多，再加上肝脏的血流灌注减少，单次静脉推注后，药物消除半衰期延长，其总清除率降低约 40%，总体清除率是唯一随衰老发生改变的药代学参数，而清除率受损可降低维持剂量，但不影响诱导剂量。

Albrechl 等[4]应用中频谱脑电图测量研究发现咪达唑仑催眠效应的敏感性在老年

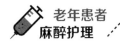

人中有所增加，老年人达到观测点所需咪达唑仑的剂量降低约 50%。老年人应谨慎使用咪达唑仑，在缓解焦虑和清醒镇静时的剂量应适当降低。

二、吸入麻醉药

吸入麻醉是指挥发性麻醉药物经呼吸道吸入，通过肺－脑血液循环，抑制中枢神经所产生的麻醉作用。一般用于全身麻醉的诱导及维持。吸入麻醉是现代麻醉学诞生的标志。吸入麻醉药物在体内代谢、分解少，不经过肝肾排泄，大部分经过肺以原形的方式排出体外。所以吸入麻醉麻醉医师易于控制，是一种安全有效的麻醉方式。但患者使用吸入麻醉药苏醒后易出现烦躁、头晕等症状[5]。随年龄的增长，多数吸入性麻醉药物的最低肺泡有效浓度（minimum alveolar concentration，MAC）和最低肺泡清醒浓度降低。常用的吸入麻醉药物有：氟烷、氧化亚氮、异氟烷、七氟烷、地氟烷等。

1. 氟烷

氟烷（halothane）麻醉起效快，苏醒也快。肝内代谢 < 20%，60%~80% 以原形随呼气排出，药物在体内转化降解后经肾排出。麻醉效能强，有扩张支气管的作用，对合并哮喘、支气管炎的老年患者有利，也不会造成血糖升高，适用于合并糖尿病的老年患者。

2. 氧化亚氮

氧化亚氮（nitrous oxide）是目前麻醉药物中唯一的无机化合物，其麻醉作用较弱，使用时需要较高浓度。镇痛作用较好，但肌肉松弛不完全。麻醉起效快、苏醒也快。没有呼吸道刺激作用，对呼吸也没有抑制。

3. 异氟烷

异氟烷（isoflurane）麻醉诱导和复苏均较快。无交感神经系统兴奋现象，可使心脏对肾上腺素的作用略有增敏，有一定的肌松作用。肝脏的代谢率低，肝脏毒性较小。异氟烷对于 S100B 蛋白的短期影响较为严重，可对患者的学习记忆能力和认知功能产生一定的负面影响[6]。

4. 七氟烷

七氟烷（sevoflurane）对肌松药的强化作用比异氟烷强，诱导期患者较平静。术中血流动力学较平稳。但能引起老年患者术后短期认知功能障碍[6]。七氟烷的麻醉深度与呼吸抑制处于平行线上，对呼吸抑制较轻，循环影响小，停止吸入七氟烷后，可以快速降低肺泡浓度，可短时间内将残余气体排出体外，缩短苏醒时间，减轻认知障碍。

5. 地氟烷

地氟烷（desflurane）最突出的优点是对心血管系统的影响小。地氟烷对循环系统的影响取决于剂量的大小。当剂量低于 1 MAC 时，无明显影响，1.5~2 MAC 时，心率开

始增快 [7]。地氟烷与七氟烷相比，其血液溶解度和组织溶解度要更低，患者苏醒时间更快，同时可有效地降低老年患者在麻醉恢复过程中呼吸抑制、心功能损害等的发生率，从而减少对老年患者认知功能的损害 [8]。地氟烷和七氟烷这 2 种吸入麻醉药物在老年患者手术中安全系数均较高 [9]。Fredman 等 [10] 在研究中从老年人麻醉后苏醒方面对丙泊酚和地氟烷进行比较，发现使用地氟烷不仅苏醒快，而且苏醒后生命体征更平稳。

三、肌肉松弛药

肌肉松弛药（简称肌松药）又称为神经肌肉阻滞药。通过阻断神经肌肉接头处的神经冲动传导，产生骨骼肌的松弛作用。辅助气管内插管，并为外科医生提供最佳的手术条件。肌松药分为去极化肌松药和非去极化肌松药。非去极化肌松药包括长效、中效和短效 3 种。老年患者的循环功能及代偿能力相对下降，全麻诱导后循环系统受到抑制，容易出现血压降低、心率减慢、心排血量减少等，使肌松药在体内的分布速度减慢，起效时间延长。目前临床上使用的肌肉松弛药主要有琥珀胆碱、顺阿曲库铵、阿曲库铵、米库氯铵、维库溴铵、罗库溴铵等。

影响肌松药作用的因素和年龄有很大关系，包括身体结构的变化、心血管功能、解剖和生理变化、药物清除，以及多种疾病的影响。随着年龄增长，神经肌肉接头可出现退行性改变。老年人肌肉会出现去神经化及接头外乙酰胆碱受体增多。这些变化未对肌肉松弛剂的敏感性造成影响。目前，老年患者应用琥珀胆碱时并未发现特殊的改变。长效的肌肉松弛剂都需要依靠肾脏来清除，因为肾功能减退，所以长效肌肉松弛剂的药效会受到明显影响。起效时间和作用时间会延长，哌库溴铵延长 40%~50%，时间为 180~220 分钟 [2]，并且使用长效肌肉松弛剂会增加术后机械通气时间，肺部感染率增高，增加气管切开的可能性。因此老年人应避免使用长效肌肉松弛剂。

1. 琥珀胆碱

琥珀胆碱（succinylcholine）具有起效快、作用时间短的特点。是目前临床应用的唯一一种去极化肌松药，诱导时对老年患者的血流动力学变化轻微。但琥珀胆碱可造成机体无氧代谢增加，导致氧供需失衡 [11]。

2. 阿曲库铵

阿曲库铵（atracurium）是非去极化肌松药。通过 Hofmann 消除和非特异性血浆酯酶水解消除。主要代谢产物为 N- 甲基罂粟碱，代谢不依赖胆碱酯酶活性及肝肾功能。可引起组胺释放，快速静脉给予 3 倍 ED95 的阿曲库铵可导致短暂的心率加快和血压降低。

3. 顺阿曲库铵

顺阿曲库铵是阿曲库铵的一种异构体，肌松作用强度是阿曲库铵的 3 倍，主要通过

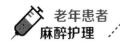
Hofmann 消除，降解为 N-甲基罂粟碱。不引起组胺释放，因此对心血管无不良反应，是目前临床常用的非去极化麻醉肌松药。对肝肾功能不全及老年、心脏病及危重患者，建议使用顺阿曲库铵。顺阿曲库铵的肌松时效受年龄因素影响不大，而与剂量关系更为密切。一般建议经静脉单次给药，追加剂量为首剂量的 1/5~1/3，间隔时间为 30 分钟左右，但年老体弱、肝肾功能不全的患者应适当延长间隔时间 [12]。

4. 米库氯铵

米库氯铵（mivacurium chloride）属于苄异喹啉类肌松药，是目前临床唯一的短效非去极化肌松药，它具有使用安全、起效迅速、作用时间短、恢复迅速、无蓄积作用的特点，而且米库氯铵不良反应相对较小。它与琥珀胆碱一样，在血浆中被胆碱酯酶快速降解，不经肝肾代谢，因此作用时间短暂。有学者研究认为，米库氯铵用于老年患者诱导时气管插管的肌肉松弛效果和顺阿曲库铵相同，但起效时间和肌肉松弛恢复时间均短于顺阿曲库铵 [13]。一旦开始自行恢复，约 15 分钟内肌肉阻滞就可完全恢复。虽有组胺释放，但没有出现相应的临床体征，可安全用于老年患者的麻醉。

5. 维库溴铵

维库溴铵（vecuronium）主要依靠胆汁排泄，只有 25%~35% 通过尿液排泄。此药物在患有心脏疾患的患者中应用广泛，因其能较好地维持血流动力学的稳定。使用后 2.5~3 分钟即可达到插管条件，建议使用剂量为 0.08~0.1 mg/kg，在老年患者中达到插管时间大约延迟 1.5 分钟，作用时间及药物清除时间均相应延迟 [2]。有文献报道，使用 0.1 mg/kg 剂量时，年轻患者可维持 35 分钟，老年患者维持时间可延长一半。建议老年患者维持剂量为 0.01~0.008 mg/kg，减少 30%~40%。结合临床，如需重复给药应根据老年患者个体差异决定给药量。

6. 罗库溴铵

罗库溴铵（rocuronium）是较为广泛的中效肌松药。其主要依靠肝脏代谢，肾功能不全者作用时间延长。罗库溴铵作用时间和维库溴铵相似，可延长 35~60 秒，药物清除时间延长 3~4 分钟。老年患者最初给药量为 0.6 mg/kg 时达到插管条件的时间为 1.3~11 分钟（年轻患者仅为 60~75 秒），平均作用时间为 46 分钟（而年轻患者仅为 22~35 分钟）。

老年患者使用非去极化肌松药时，建议通过肌松监测指导术中个体化用药及评估肌松恢复程度，为患者围手术期的安全提供保障。

老年患者极易出现肌松残余，如果没有肌松拮抗禁忌证，推荐静脉注射新斯的明 0.04~0.07 mg/kg、阿托品 0.02~0.035 mg/kg 进行拮抗。

四、阿片类药物

传统观念认为老年人反应能力差、痛觉不敏感，且全身状况差，老年患者对镇痛的需求小，不宜给予镇痛治疗。而实际上老年人术后疼痛的感知程度个体差异很大，因此应因人而异地进行麻醉术后疼痛的处理。老年患者过度的应激反应可能导致重要脏器的功能损害，轻者影响术后恢复，重者可危及生命。因此，术后应对老年患者给予适当的镇痛治疗。

阿片类药物是一类能够与阿片类受体特异性结合，并产生吗啡样作用的外源性物质的总称。阿片类药物可以在不丧失触觉、本体感受和意识的前提下发挥良好的镇痛效果。老年人由于各项生理变化，循环和组织中药物转运和摄取过程改变、清除过程改变、分布容积改变、药物及其活性代谢产物的蓄积等因素影响药物代谢动力学的作用，由于中枢神经系统对镇静、镇痛药受体敏感性增加、器官退行性功能变化引起中枢神经系统病理生理改变而影响阿片类药物药效动力学的作用。年龄应该作为确定阿片类药物初始剂量的主要标准。

1. 芬太尼

芬太尼（fentanyl）属强效麻醉性镇痛药，镇痛作用产生快。其镇痛效力约为吗啡的 80 倍。静脉注射后 1 分钟起效，4 分钟达高峰，维持作用时间为 30 分钟。芬太尼为脂溶性药物，稳态分布容积大、清除率高且代谢依赖肝脏血流量。随年龄增长，肝脏血流量降低，导致老年人芬太尼清除半衰期延长。临床上有研究指出，由于老年人芬太尼药效敏感性增加，应随年龄增加降低芬太尼的剂量。使用脑电图测量药效学，达到终点所需的芬太尼浓度与年龄呈负相关，老年人所需浓度下降约 50%。

2. 舒芬太尼

舒芬太尼（sufentanil）主要作用于 μ 阿片受体。其亲脂性约为芬太尼的 2 倍，与血浆蛋白结合率较芬太尼高，更易通过血脑屏障，而分布容积则较芬太尼小，其消除半衰期较芬太尼短，阿片受体的亲和力较芬太尼强，因而镇痛强度更大，作用持续时间也延长为芬太尼的 2 倍。舒芬太尼能够抑制肾上腺素的分泌，同时还可以降低儿茶酚胺、内啡肽水平，阻断神经传导，从而达到良好的麻醉效果。研究表明，舒芬太尼药效学与年龄相关，而药代动力学不受年龄影响。国内有临床研究显示，舒芬太尼对于老年全身麻醉手术患者的血流动力学的影响较为轻微[14]。

3. 阿芬太尼

阿芬太尼（alfentanil）为芬太尼的衍生物，其清除率极低，经肝脏代谢失活后经尿排出。其为短效镇痛药，主要作用于 μ 阿片受体，起效快，静脉注射 1.5~2 分钟达高峰，维持约 10 分钟，消除半衰期为 64~129 分钟，镇痛强度为芬太尼的 1/4，作用持续时间为其 1/3。长时间输注后，其作用维持时间可以迅速延长。阿芬太尼还受遗传和孕激素影响。对大于 70 岁的老年人使用阿芬太尼进行气管插管诱导，阿芬太尼使用剂量为 10 μg/kg，其心血管抑制作用的影响为年轻人的 50%。

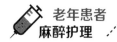
Scott 等[15]通过对 20 位 20~89 岁男性研究发现，年龄不影响阿芬太尼的药代学，使用脑电图研究发现，阿芬太尼老年人使用剂量降低一半主要是因为药效学改变，与芬太尼相似。对女性研究发现，年龄与阿芬太尼清除率呈负相关，激素水平影响阿芬太尼的清除率，绝经前后相差比较大。最终认为，年轻患者药代学与年龄无关，老年患者与性别有关，绝经期老年女性患者对阿芬太尼清除率降低，老年男性患者不受影响。

4. 瑞芬太尼

瑞芬太尼（remifentanil）为芬太尼类 μ 阿片受体激动剂，在人体内 1 分钟左右迅速到达血脑平衡，起效快，维持时间短，在组织和血液中被迅速水解。Minto 等[16, 17]对 80 岁以上老年人瑞芬太尼药代动力学特点研究显示，初次分布容积 80 岁较 20 岁降低 20%，瑞芬太尼清除率不受肝肾功能影响，主要依赖组织酯酶的数量和性能。脑电图研究发现，瑞芬太尼清除率从 20 岁到 80 岁降低 30%，改变明显。老年人中枢神经系统对瑞芬太尼作用敏感，80 岁老年人产生 50% 脑电抑制所需浓度降低 50%。单次给药后老年人瑞芬太尼血药浓度增加，达到同样脑电图峰效应剂量时，80 岁患者的需求量是 20 岁患者的一半，80 岁患者为 2 分钟，20 岁患者为 1 分钟。因此根据年龄调整给药速度非常关键。

长时间输注瑞芬太尼对不同年龄患者影响很小，老年人没有明显延迟效应，但是老年人个体差异大，注意滴定起效剂量，在血流动力学平稳的前提下可以给老年患者使用。

5. 吗啡

吗啡（morphine）通过模拟内源性抗痛物质脑啡肽的作用，激动中枢神经阿片受体而产生强大的镇痛作用。可促进内源性组织胺释放而导致外周血管扩张、血压下降、脑血管扩张、颅内压增高。在镇痛的同时有明显的镇静作用，可改善疼痛患者的紧张情绪。

Owen 等[18]研究了老年人单次静脉注射吗啡剂量为 10 mg/70 kg，其分布容积仅为年轻人的二分之一，原因是中央室及外周室容积降低，血浆清除率也降低。由于老年人肾小球滤过率降低，在肝脏中，吗啡葡萄糖醛酸化后，产生了 2 个活性代谢产物（吗啡 -3- 葡糖苷酸、吗啡 -6- 葡糖苷酸），它们经肾脏清除减少，导致在体内发生蓄积，使吗啡药代动力学发生明显改变。

由于药物体内代谢发生改变，老年人对吗啡镇痛的敏感性可能会增加。首次给老年人使用吗啡镇痛的剂量应减少，建议选择患者自控镇痛。

五、局部麻醉药

局部麻醉药简称局麻药，是一类以适当的浓度应用于局部神经末梢或神经干周围的药物，暂时、完全、可逆地阻断冲动传导。由肝脏代谢，清除率依赖较高的清除机制。

临床上常用的局麻药，作用机制主要有：① 局部应用足够浓度的局麻药就可阻断相应部位的神经及肌肉内电冲动的传导；② 抑制多种受体，增强谷氨酸的释放，也能抑制细胞内特定信号通路的活动；③ 局麻药通过表面应用、外周神经末梢或神经干邻近部位注射、椎管内注射引起躯体相应部位感觉消失。

局麻药虽可用于全身外周的不同部位，但并非任何部位均可应用，如不允许作用于高级中枢神经系统。一般低浓度局麻药用以阻滞机体表浅的感觉神经，从而产生局部镇痛效应。若应用较高浓度和剂量，则可阻断发自脊髓的脊神经的感觉和运动传导功能，既达到阻滞部位的镇痛作用，又达到阻滞部位的肌肉松弛作用。本类药物能暂时、完全和可逆地阻断神经冲动的产生和传导，在意识清醒的条件下可使局部痛觉等感觉暂时消失，局麻作用消失后，神经功能可完全恢复，同时对各类组织无损伤性影响。

局麻药的注射部位就是作用部位。局麻药局部吸收后产生神经阻滞的效应，而全身吸收后表现为药物的副反应。局麻药自作用部位吸收后，进入血液循环的量和速度决定血药浓度。影响因素有：药物剂量、给药部位、药物性能，以及血管收缩剂的使用等。

局麻药注射后被血液吸收，进行血液再分布。首先分布到血液高灌注组织（如肾、脑、肺），即 α 相分布。然后局麻药缓慢进入低灌注组织（骨骼肌、脂肪等），即 β 相分布。γ 相是药物的清除相，即代谢和排泄。

局麻药与血浆蛋白结合程度会影响其组织分布，老年人肌肉减少，脂肪增加，机体水分减少，对脂溶性局麻药分布容积增加，清除时间延长。曾有研究表明，随着年龄增长，利多卡因血浆蛋白结合率会增加，但新的研究表明，在没有其他疾病的影响下，局麻药的血浆蛋白结合率不受年龄影响。由于少量局麻药物结合不会影响老年人机体分布。

常用局麻药在化学结构上由 3 部分组成，即芳香族环、中间链和胺基团，中间链可为酯链或酰胺链。根据中间链的结构，可将常用局麻药分为 2 类：第一类为酯类，结构中具有—COO—基团，属于这一类的药物有普鲁卡因、丁卡因等；第二类为酰胺类，结构中具有—CONH—基团，属于这一类的药物有利多卡因、布比卡因等。多数局麻药在肝脏中被代谢为水溶性复合物，然后经肾脏排出体外。酯类局麻药主要由假性胆碱酯酶水解失活，如有先天性假性胆碱酯酶质量的异常，或因肝硬化、严重贫血、恶病质和晚期妊娠等引起质量的减少者，酯类局麻药的用量都应减少。酰胺类局麻药主要在肝细胞内质网代谢进行生物转化，形成大量代谢产物，这些代谢产物和原形相比可能有相同或不同的药理作用，或者相似的毒性反应。

1. 利多卡因

利多卡因（lidocaine）转化的代谢产物 80% 为单乙基甘氨酸二甲代苯胺和甘氨酸二甲苯胺。单乙基甘氨酸二甲苯胺在动物实验中具有抗惊厥、抗焦虑的作用，50% 从

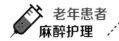
尿液中排出。在局部镇痛治疗中利多卡因应用最多，在疼痛治疗行神经阻滞时应用利多卡因还起到对疼痛进行"定位"的作用，如果注射位置正确则疼痛多立刻消失；如果不消失则说明注射位置不合适，或者还有别的疼痛部位没有注射到。因此，利多卡因在疼痛治疗时所起到的作用不仅仅是麻醉作用，还具有对疼痛部位进行定位的作用。其次，利多卡因还具有阻断交感神经（参与血管收缩，导致疼痛部位代谢障碍，致痛物质聚集，加重疼痛）的作用，使得疼痛部位的血管扩张，通过血液循环排出过多的致痛物质，达到减轻疼痛的目的。它的麻醉作用一般维持在 1 小时左右，血管扩张作用可以维持在 24 小时左右。本药也可用于心律失常的治疗。利多卡因具有起效快、作用强而持久、穿透力强及安全范围较大等特点，同时无扩张血管作用及对组织几乎没有刺激性，可用于多种形式的局部麻醉，有"全能局麻药"之称。碳酸利多卡因是用碳酸氢钠调节盐酸利多卡因的 pH，并在二氧化碳饱和条件下制成的碳酸利多卡因灭菌水溶液，以 28 ℃为临界点，28 ℃以下无结晶析出，因此，碳酸利多卡因应在较低室温时使用，药液抽取后必须立即注射。由于释放二氧化碳，碳酸利多卡因较盐酸利多卡因具有麻醉起效快、阻滞完善所需时间短、对阻滞节段无影响、血药浓度安全范围窄等特点。

有一些研究表明，随年龄增长，利多卡因血浆浓度会降低，清除半衰期延长。一项对男性的研究[19]发现，利多卡因清除率随年龄增加而降低，由此可以推测，年龄增加会导致肝脏血流量减少、代谢产物活性降低，主要是由于肝脏代谢能力下降，连续给药对老年人来说有药物蓄积的危险。

2. 普鲁卡因

普鲁卡因（procaine）是常用的局麻药之一，对黏膜的穿透力弱。一般不用于表面麻醉，局部注射常用于浸润麻醉、神经阻滞麻醉、蛛网膜下隙麻醉和硬膜外麻醉。普鲁卡因在血浆中能被酯酶水解，转变为对氨基苯甲酸和二乙氨基乙醇，前者能对抗磺胺类药物的抗菌作用，故应避免与磺胺类药物同时应用。普鲁卡因也可用于损伤部位的局部封闭。有时可引起过敏反应，故用药前应做皮肤过敏试验，但皮试阴性者仍可发生过敏反应。对本药过敏者可用氯普鲁卡因和利多卡因代替。

3. 氯普鲁卡因

采用化学修饰方法将普鲁卡因分子中对氨基苯甲酸的 2 位上用氯原子取代形成氯普鲁卡因（chloroprocaine），从而形成新一代局麻药。氯普鲁卡因是酯类短效局麻药，有较强的抗光照、热稳定性和湿稳定性，可持续给药而无快速耐药性。氯普鲁卡因毒性较低，且其代谢产物不是引起过敏的物质，不需要做皮试，临床应用方便易行。

4. 丁卡因

丁卡因（tetracaine）又称地卡因（dicaine），化学结构与普鲁卡因相似，属于脂类局麻药。本药对黏膜的穿透力强，常用于表面麻醉。以 0.5%~1% 溶液滴眼，无角膜损伤等不良反应。本药也可用于传导麻醉、腰麻和硬膜外麻醉，因毒性大，一般不用于浸润麻醉。

5. 布比卡因

布比卡因（bupivacaine）又称麻卡因（marcaine），属酰胺类局麻药，化学结构与利多卡因相似，局麻作用较利多卡因强、持续时间长。本药主要用于浸润麻醉、传导麻醉和硬膜外麻醉。

6. 左布比卡因

左布比卡因（levobupivacaine）为新型长效局麻药，作为布比卡因的异构体，理论及动物实验的证据证明具有相对较低的毒性。

7. 罗哌卡因

罗哌卡因（ropivacaine）化学结构类似布比卡因，其阻断痛觉的作用较强而对运动的作用较弱，作用时间短，对心肌的毒性比布比卡因小，有明显的收缩血管作用。适用于硬膜外、臂丛阻滞麻醉和局部浸润麻醉。它对子宫和胎盘血流几乎无影响，故适用于产科手术麻醉。

局麻药本身安全性较高，用药安全剂量阈值也较高，在规范操作的基础上较少发生局麻药中毒。当血液中局麻药的浓度超过一定水平导致中枢神经系统和心血管系统发生异常反应时称为局麻药中毒反应。

局麻药中毒表现主要有以下方面。

（1）中枢神经系统方面：患者出现嗜睡、眩晕、多语、唇舌麻木、寒战、耳鸣、惊恐不定、定向障碍、躁动等症状，有的表现为神志突然消失，相继出现面部及四肢肌肉震颤、抽搐或惊厥。患者心率增快，血压升高，同时可能出现呼吸心搏骤停而死亡。

（2）心血管系统方面：心脏传导阻滞浦肯野纤维和心肌组织的去极化速率减慢，抑制心肌收缩力，使心输出量降低，血压下降；当血药浓度极高时，出现外周血管扩张，房室传导阻滞，心率降低甚至心搏骤停。

一般由于局麻药在血液中快速稀释分布，所以发生惊厥的持续时间一般不超过 1 分钟。此时应注意保护患者，避免发生意外损失。给予吸氧，进行辅助或控制呼吸。维持血流动力学平稳，必要时可静脉注射地西泮 2.5~5.0 mg 或其他显效快速的巴比妥类药物，注意防止发生呼吸抑制。

（刘迎超　柳召兰　赵　芹　赵　悦）

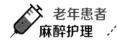
第二节 麻醉药物选择

随着年龄增长，机体全身多个系统组织逐渐出现功能衰退，甚至影响到机体的正常代谢、循环。老年患者在接受麻醉时，麻醉药物的药代学特点及药效学特点与年轻人存在很大的差异，麻醉药物与血浆蛋白的结合减少、肝肾功能减退导致麻醉药物代谢速率降低，以及药物半衰期延长。同时，麻醉药物的选择对于手术麻醉效果也有着重要的影响。合理选择麻醉药物，能够降低苏醒躁动和应激反应的发生风险，对预防围手术期并发症、减轻患者术后痛苦、提高患者生活质量具有重要意义。老年患者的麻醉术前用药，以不损害脏器功能为原则，根据老年患者的生理特点、手术部位、手术方式进行合理选择，同时需要对用药剂量进行严格控制，应在成年人用药剂量标准的基础上适当减少用量，从而保障用药的安全性。对于老年患者来说，其对于镇静催眠药的敏感性要显著高于年轻患者，尤其是危重患者及高龄患者敏感程度更高，基于此，患者的年龄每增加10岁，咪达唑仑的剂量应降低15%。有国内学者根据临床经验认为，年龄超过60岁，镇静药的使用剂量应为年轻人剂量的1/3，超过70岁，使用剂量为年轻人剂量的1/4[20]。

对于脆弱脑功能的老年患者，影响神经递质作用的受体、传递和代谢的药物（如抗胆碱药物东莨菪碱、戊乙奎醚等），以及苯二氮䓬类药物应避免使用；对于脆弱肝肾功能的老年患者，肌松药物最好选择顺阿曲库铵等不经过肝肾代谢的药物；肾功能受损的老年患者应避免使用哌库溴铵。罗库溴铵在具备特异性拮抗药舒更葡糖钠的前提下也可以安全用于老年患者的麻醉诱导和维持。如果使用中效镇静药，应进行麻醉镇静深度监测，避免停药后药物蓄积，导致老年患者苏醒延迟；对于脆弱脑、肺功能及高龄患者（＞75岁），建议给予短效的镇静镇痛药物（如丙泊酚和瑞芬太尼）维持麻醉，从而避免中长效镇静镇痛药物的残余效应，使患者苏醒延迟并影响术后的康复。由于老年患者具有不同程度的循环脆弱性，因此麻醉诱导时应选择对循环抑制较轻的镇静药物，如依托咪酯，对血流动力学影响较小[21]，可安全用于老年患者的麻醉诱导。如果使用丙泊酚，在麻醉开始诱导前，应该给予缩血管药物（去甲肾上腺素等），并且丙泊酚采取小剂量、缓慢、多次静脉注射或分级靶控输注的方式给药，避免出现循环抑制如低血压等。老年患者若考虑进行椎管内麻醉或外周神经阻滞麻醉，局部麻醉药物首选罗哌卡因，由于老年患者对局麻药的耐量降低，所以应当采取最低有效浓度和剂量，防止发生局麻药中毒，同时实施区域麻醉前需常规准备缩血管药物，以预防低血压[22]。

（张莹莹　张振清　吕江涛　马春燕）

参考文献

[1] SCHNIDER T W，MINTO C F，SHAFER S L，et al. The influence of age on propofol pharmacodynamics.Anesthesiology，1999，90（6）：1502-1516.

[2] [美] 希拉·瑞安·巴尼特.老年麻醉手册.麻伟青，邓小明，李娜，主译.上海：世界图书出版公司，2017.

[3] 王国林.老年麻醉.北京：人民卫生出版社，2009.

[4] ALBRECHT S，IHMSEN H，HERING W，et al.The effect of age on the pharmacokinetics and pharmacodynamics of midazolam.Clin Pharmacol Ther，1999，65（6）：630-639.

[5] LOCKWOOD G.Theoretical context-sensitive elimination times for inhalation anaesthetics. Br J Anaesth，2010，104（5）：648-655.

[6] 金鹏.七氟醚与异氟醚吸入麻醉对老年患者术后认知功能障碍的影响分析.中国实用医药，2020，15（30）：153-155.

[7] 戴体俊，喻田，唐显玲.麻醉药理学.2版.北京：人民卫生出版社，2017.

[8] 宋运琴，张宏，孙立.65岁以上老年人地氟醚肺泡气最低有效浓度测定.临床麻醉学杂志，2003，19（2）：72-73.

[9] 王胜春，张胧分，李航.地氟醚与七氟醚用于老年人全麻后苏醒情况比较.临床合理用药杂志，2017，10（29）：35-36.

[10] FREDMAN B，SHEFFER O，ZOHAR E，et al.Fast-track eligibility of geriatric patients undergoing short urologic surgery procedures. Anesth Analg，2002，94（3）：560-564.

[11] 吕晓明，古妙宁，肖金仿，等.琥珀胆碱和罗库溴铵对老年患者全麻诱导期氧供需平衡的影响.全国第八次临床麻醉知识更新学术研讨会，2005，90-92.

[12] 欧阳葆怡.全身麻醉维持期肌肉松弛药的合理使用.中华医学杂志，2013，93（37）：2934-2935.

[13] 白玉玮，徐贯杰，卫晓娜，等.米库氯铵用于老年患者气管插管的临床观察.现代中西医结合杂志，2018，27（11）：1229-1232.

[14] 罗平.舒芬太尼用于老年手术患者全身麻醉诱导对血流动力学的影响.临床合理用药杂志，2019，12（11）：68-69.

[15] SCOTT J C，STANSKI D R. Decreased fentanyl/alfentanil dose requirement with increasing age：a pharmacodynamic basis. J Pharracol Exp Ther，1987，240：159-166.

[16] MINTO C F SCHNIDER T W，SHAFER S L. Pharmacokinetics and pharmacodynamics of remifentanil.Anesthesiology，1997，86（1）：24-33.

[17] MINTO C F，SCHNIDER T W，EGAN T D，et al. Influence of age and gender on the pharmacokinetics and pharmacodynamics of remifentanil.I.Model development. Anesthesiology，1997，86（1）：10-23.

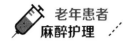

[18] OWEN J A，SITAR D S，BERGER L，et al. Agerelared morphine kinetes.Clin Pharnnacol Thex，1983，34：364-368.

[19] VEERING B T. The role of ageing in local anaesthesia. Pain Rev，1999，6（2）：167-173.

[20] 苏金政.浅谈老年患者麻醉方式及麻醉药物的选择.中国农村卫生，2016，（11）：75-77.

[21] HANNAM J A，MITCHELL S J，CUMIN D，et al. Haemodynamic profiles of etomidate vs propofol for induction of anaesthesia：arandomised contrllel trial in patients undergoing cardiacsurgury. Br J Anaesth，2019，122（2）：198-205.

[22] 中华医学会麻醉学分会老年人麻醉与围手术期管理学组，国家老年疾病临床医学研究中心，国家老年患者麻醉联盟.中国老年患者围手术期麻醉管理指导意见（2020版）（二）.中华医学杂志，2020，100（33）：2565-2578.

第五章　老年患者麻醉前护理

第一节　麻醉前评估

我国进入老龄化社会后，老年患者的疾病如肿瘤、骨折、严重骨性关节炎等越来越多，而手术治疗也越来越普遍。老年患者普遍存在衰老、共病（同时患 2 种以上慢性病）、衰弱等问题，导致围手术期不良事件的发生率显著增加。因此，老年患者是否需要手术治疗，如何降低围手术期风险、减少术后并发症、维护患者术后功能状态，成为重点关注的问题。

一、总体评估

老年患者术前访视与评估通过充分了解患者的健康状况、特殊情况，一方面可以客观评价老年患者对麻醉手术的耐受力及风险，明确麻醉前需要做的准备，术中及术后可能发生的并发症；另一方面对患者的术前准备提出具体建议，如是否需要进一步完善相关检查，调整用药方案；同时，可以根据对患者的评估，选择适当的麻醉方式、麻醉用药，拟订具体实施方案。通过积极干预以达到规避或降低围手术期并发症和死亡风险的目的。老年患者的术前评估除了常规的器官功能和美国麻醉医师协会（American Society of Anesthesiologists，ASA）分级术前评估外，还应进行老年综合评估（comprehensive geriatric assessment，CGA）。CGA 由老年医学科为主的多学科参与，对老年患者的并发症、机体功能、心理和社会学特点进行详细而全面的评估。老年患者的认知功能、营养及衰弱状态等情况与围手术期不良事件的发生率明显相关，是老年患者术前评估的重要部分（表 5-1）。

1. 生命体征

术期应常规测定生命体征并记录，测定血氧饱和度基础值。如体温上升可能存在感染，体温低于正常，则代谢率可能低下，麻醉耐受性可能受到影响。常规检查血常规，血红蛋白、红细胞计数和红细胞比容可反应患者贫血与否、容量管理情况。尿常规检查可以估计患者水电解质代谢情况，若尿量明显减少，应考虑肾功能情况。

2. ASA 分级

ASA 分级是预测非心脏性死亡的良好指标，适用于整体死亡的评估，单独预测与麻醉相关的死亡敏感性差（表 5-2）。ASA 分级 Ⅰ 级和 Ⅱ 级的患者对麻醉耐受性良好；ASA 分级 Ⅲ 级存在一定风险，应对可能发生的并发症采取预防措施；ASA 分级 Ⅳ 级和

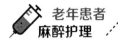
表 5-1　老年患者术前评估项目 [1]

项目		评估方法
认知功能	痴呆	用简易智力状态评估量表进行筛查；如果阳性，则继续用蒙特利尔认知评估量表进行评估
	谵妄	在手术前明确易感因素和诱发因素；意识模糊评估方法
	抑郁	老年人抑郁量表
功能状态		日常生活活动量表；工具性日常生活活动量表
营养状态		微型营养评定；6 个月内意外减重超过 10%~15%；体质指数 < 18.5 kg/m^2；无肝肾疾病时白蛋白水平 < 30 g/L
衰弱状态		Fried 衰弱表型中的 5 条诊断标准；多维衰弱状态评分

注：简易智力状态评估量表（mini-mental state，Mini-Cog）；蒙特利尔认知评估量表（montreal cognitive assessment，MoCA）；意识模糊评估方法（confusion assessment method，CAM）；日常生活活动量表（activity of daily living scale，ADLs）；工具性日常生活活动量表（instru-mental activities of daily living scale，IADL）；微型营养评定（mini-nutritional assessment，MNA）；体质指数（body mass index，BMI）；多维衰弱状态评分（multidimensional frailty score，MFS）。

表 5-2　ASA 分级与围手术期死亡率的关系 [1]

ASA 分级	分级标准	危险因素	死亡率（%）
I 级	身体健康、各器官功能正常	健康、不吸烟、不饮酒或少量饮酒	0.06~0.08
II 级	合并轻度系统性疾病、器官系统功能代偿健全	吸烟、饮酒、肥胖（30 kg/m^2 < BMI < 40 kg/m^2），糖尿病、高血压控制良好，轻度肺部疾病	0.27~0.40
III 级	合并重度系统性疾病，器官功能受限制	高血压、糖尿病控制差，慢性阻塞性肺疾病，重度肥胖（BMI > 40 kg/m^2），活动性肝炎，酒精依赖或酗酒，心脏起搏器置入术后，心脏射血分数中度下降，终末期肾病进行定期规律血液透析，心肌梗死，脑血管意外，短暂性脑缺血发作病史或冠状动脉疾病有冠状动脉支架置入（发病至今超过 3 个月）等	1.82~4.3
IV 级	合并重度系统性疾病，经常面临生命威胁	近 3 个月内发生过心肌梗死、脑血管意外，有短暂性脑缺血发作病史或冠状动脉疾病有冠状动脉支架置入，合并有心肌缺血或严重心脏瓣膜功能异常、心脏射血分数重度下降、脓毒症、弥散性血管内凝血、急性呼吸窘迫综合征或终末期肾病未接受定期规律血液透析等	7.8~23
V 级	垂死的患者，如不接受手术，则无生存可能	胸/腹主动脉瘤破裂、严重创伤、颅内出血合并占位效应、缺血性肠病，面临严重心脏病理性改变或多器官/系统功能障碍	9.4~50.7
VI 级	已宣布脑死亡患者，准备作为供体对其器官进行取出移植手术	—	—

注："—"表示此项无内容。

V 级的患者围手术期死亡率高，需要细致的麻醉前准备。围手术期死亡患者中约 80% 的患者年龄超过 65 岁。

3. 认知功能

术后脑功能障碍是患者在手术后新发生的急性脑功能损害，包括脑卒中、谵妄和认知功能障碍，这将会增加术后并发症和死亡率。评估认知功能时，谵妄、痴呆和抑郁应重点考虑，并且术前评估的结果可以作为患者术后认知功能评估的基线值。有研究表明，在行择期手术的老年患者中，22%~23% 的患者术前存在认知功能损害。谵妄最主要的特点是注意力障碍、意识混乱，可能会伴随着思维的混乱和意识水平的改变，多急性起病且病情呈现明显的波动性。老年患者谵妄的风险因素（表 5-3）可归纳为易感因素和促发因素。谵妄的发生与手术的类型有关，通常小手术和日间手术谵妄的发生率较低，接受大手术和主动脉手术的患者发生率高。术后谵妄主要发生在术后前 3 天，可以延长术后机械通气时间、延长重症监护室内滞留时间，导致住院时间延长、增加围手术期死亡率、降低术后远期生存率和生活质量等[4]。痴呆用 Mini-cog 进行筛查（表 5-4）；如果阳性，则继续用 MoCA 进行评估。术前有抑郁症状的老年患者更容易发生术后谵妄，而且可能持续时间更长，可使用老年抑郁量表进行筛查（表 5-5）。针对相关危险因素进行治疗可以有效减少谵妄的发生，降低严重程度。

表 5-3　谵妄的风险因素[3]

易感因素	促发因素
高龄（≥ 65 岁）	药物
	镇静催眠药
认知功能储备减少	抗胆碱能药
痴呆	多种药物治疗
认知功能损害	酒精或药物戒断
抑郁	
脑萎缩	手术
	心血管手术
生理功能储备减少	矫形外科手术
衰弱	长时间体外循环
自主活动受限	非心脏手术
活动耐量降低	各种诊断性操作
视觉或听觉损害	
	术中低血压
经口摄入减少	
脱水	术中低脑氧饱和度
电解质紊乱	
营养不良	收住重症监护室
	环境改变
并存疾病	身体束缚
严重疾病	导尿管和各种引流管

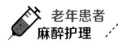

续表

易感因素	促发因素
多种并存疾病	疼痛刺激
精神疾病	精神紧张
脑卒中病史	
代谢紊乱	并发疾病
创伤或骨折	感染
终末期疾病	医源性并发症
合并人类免疫缺陷病毒感染	严重急性疾病
睡眠呼吸紊乱失眠症	代谢紊乱
	发热或低体温
药物应用	休克
有精神作用的药物	低氧血症
应用多种药物	贫血
	脑卒中
药物依赖	
	营养不良
酗酒	脱水
	低蛋白血症
Apoε4 基因型	
	疼痛
	睡眠障碍

表 5-4　简易智力状态评估量表

评估方法	评估建议
1.请受试者仔细听和记住 3 个不相关的词,然后重复 2.请受试者在一张空白纸上画出钟的外形,标好时钟数,给受试者一段时间让其在钟上标出来(画钟测试正确:能正确标明时钟数字位置顺序,正确显示所给定的时间) 3.请受试者说出先前所给的 3 个词	0 分:3 个词一个也记不住,定为痴呆 1~2 分:能记住 3 个词中的 1~2 个,画钟测试正确,认知功能正常;画钟测试不正确,认知功能缺损 3 分:能记住 3 个词,不定为痴呆

注:画钟测试(clock drawing test,CDT)。

表 5-5　老年抑郁量表[2]

你过去 1 周的感受如何?请选择最佳答案:

1.你对自己的生活基本满意吗? (是 / 否)

2.你放弃了很多活动和兴趣吗? (是 / 否)

3.你觉得你的生活是空虚的吗? (是 / 否)

4.你经常感到无聊吗? (是 / 否)

5.你大部分时间精神都很好吗? (是 / 否)

6.你害怕会有不好的事情发生在你身上吗? (是 / 否)

续表

你过去 1 周的感受如何？请选择最佳答案：

7. 你大部分时间感到快乐吗？（是 / 否）

8. 你经常感到无助吗？（是 / 否）

9. 你宁愿待在家里，也不愿出去做新的事情？（是 / 否）

10. 你觉得你的记忆力比大多数人都差吗？（是 / 否）

11. 你觉得现在能活着真好吗？（是 / 否）

12. 你觉得你现在的样子毫无价值吗？（是 / 否）

13. 你觉得精力充沛吗？（是 / 否）

14. 你觉得你的处境没有希望了吗？（是 / 否）

15. 你认为大多数人的经济境况比你的好吗？（是 / 否）

注：1, 5, 7, 11, 13 评"是"不计分，评"否"记 1 分；2, 3, 4, 6, 8, 9, 10, 12, 14, 15 评"是"记 1 分，评"否"不计分；总分≥ 10 分为抑郁；总分＞ 5 分为可能抑郁，需要进行后续综合评估。

4. 日常生活功能

患者术前的功能状态是术后功能恢复的预测因素，术后 1 个月、6 个月死亡率的最强危险预测因素是功能依赖。有研究发现功能依赖可能导致术后手术部位感染。常使用 ADLs 和 IADL 对老年患者日常生活功能进行评估（表 5-6，表 5-7）。通过评估患者工具性生活能力如使用电话、步行、购物、沐浴、穿衣、如厕、转运、大小便、进食等了解患者的具体功能状况，制定有针对性的围手术期方案对患者进行干预，以减少围手术期不良事件的发生。有研究发现，家庭锻炼、营养评估、放松疗法和疼痛管理等多种方法预处理能改善手术后的功能状态。

表 5-6 日常生活活动量表[2]

活动	独立性（1分）	依赖性（0分）
沐浴	能自己完成洗浴或者仅身体一个部位需要协助，如后背、会阴部或者有残疾的肢体	当身体超过一个部位的洗浴需要协助完成，或完全需要别人协助
穿衣	能从衣柜拿出衣物并自行完成衣服穿着，可能需要协助系鞋带	需要部分或完全协助衣物穿着
如厕	能独立至厕所完成大小便、整理衣服、清洁会阴区	需要协助转移到厕所完成大小便并清洁会阴区，或使用便盆
转运	可借助机械辅助装置自行上下床	需要帮助完成上下床
排便和排尿	无大小便失禁	部分或完全大小便失禁
进食	能自行进食	需要部分或完全协助进食，或需要肠外营养

注：独立性指无须监护、指导或者协助，依赖性指需要监护、指导、协助或全面护理；总分 0~6 分，6 分为高（患者自理能力高），0 分为低（患者生活不能自理）。

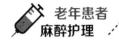

表 5-7　工具性日常生活活动量表 [2]

项目	分数
1. 你能使用电话吗？	
不需要帮助	3 分
部分帮助	2 分
完全不会使用电话	1 分
2. 你能到步行不能到达的地方吗？	
不需要帮助	3 分
部分帮助	2 分
除非有特别安排否则不能到达	1 分
3. 你能去买杂货吗？	
不需要帮助	3 分
部分帮助	2 分
完全不能购物	1 分
4. 你能自己准备饭菜吗？	
不需要帮助	3 分
部分帮助	2 分
完全无法准备任何食物	1 分
5. 你能自己做家务吗？	
不需要帮助	3 分
部分帮助	2 分
完全不能做任何家务	1 分
6. 你能自己做杂工吗？	
不需要帮助	3 分
部分帮助	2 分
完全不能做杂工	1 分
7. 你能自己洗衣服吗？	
不需要帮助	3 分
部分帮助	2 分
完全不能洗衣服	1 分
8. ① 你用过药物吗？	
是（继续作答②）	1 分
不（继续作答③）	2 分
② 你能自己吃药吗？	
不需要帮助（在正确的时间内使用正确的剂量）	3 分
部分帮助（如果有人为你准备或提醒你接受）	2 分
完全无法服用自己的药物	1 分
③ 如果你必须吃药，你能做到吗？	
不需要帮助（在正确的时间内使用正确的剂量）	3 分
部分帮助（如果有人为你准备或提醒你接受）	2 分
完全无法服用自己的药物	1 分
9. 你能管理自己的钱吗？	
不需要帮助	3 分
部分帮助	2 分
完全无法处理金钱	1 分

注：分数只对特定的患者有意义（例如，随着时间的推移，分数下降表明病情恶化）；可以根据患者的实际情况对问题进行修改。

5. 营养状态

老年住院患者营养不良发生率高。老年住院患者的营养状态与手术结局密切相关，营养不良会导致患者术后感染、伤口愈合不良、伤口裂开、住院时间延长和死亡率增加。老年营养风险指数（geriatric nutritional risk index，GNRI）评估是国际上推荐的针对老年人的营养评估方法，一般适用于住院患者。其计算公式为：老年营养风险指数 = 1.489 × 血清白蛋白浓度（g/L）+41.7×（体重/理想体重）；理想体重计算公式为男性：身高（cm）-100-{[身高（cm）-150]/4}，女性：身高（cm）-100-{[身高（cm）-150]/2.5}[5]。较高风险：GNRI < 82；中度风险：82 ≤ GNRI < 92；低风险：92 ≤ GNRI ≤ 98；无风险：GNRI > 98。中度以上风险的患者，建议专科会诊。微型营养评定（MNA）用于术前营养状态评估，由4个部分组成，包括① 人体测量指标：身高、体重、上臂围、小腿围、体重下降（既往3个月内体重下降情况）等；② 整体评估：与生活方式、医疗及活动能力相关的6条项目；③ 饮食评估：6条与进餐数、食物、水分和饮食方式相关的项目；④ 主观评估：自我评估及他人评估。总分为30分。≥ 24分为营养状况良好；17~23.5分提示有发生营养不良的危险；< 17分提示存在营养不良。MNA的优点是敏感性和特异性强，操作比较简便，临床实用性高；存在的不足是：量表条目数量偏多（18项），不够简单方便，部分条目需要对调查者进行专门的培训，不利于大范围应用。

6. 衰弱状态

老年手术患者衰弱发生率高达 41.8%~50.3%[6]。衰弱是机体多系统累积生理功能下降，使个体的储备能力和抵御能力下降，最终导致个体的抗应激能力减退、脆弱性增加，对不良结局易损性增加的一种生物学状态。这种状态增加了一些负性事件的发生如死亡、失能、谵妄、跌倒等的风险。有许多证据表明，老年患者术前的衰弱状态与术后的不良事件（如术后并发症增加、术后发病率升高、患者住院天数增加、30天内死亡率及长期死亡率增加）有明显的关系。因此，《中国老年患者围手术期麻醉管理指导意见（2020版）》推荐术前对老年患者的衰弱状态进行评估，而且老年患者术前评估不能仅仅基于器官和疾病的评估。目前被广泛应用的评估标准是通过临床表型（衰弱表型）定义的衰弱诊断标准，此标准包括5条：① 近1年体重意外减少4.5 kg，或随访时体重降低5%以上；② 握力下降；③ 有疲劳感；④ 步行速度较前减慢（测量行走4.5 m所用的时间）；⑤ 日常低体力活动水平（以每周消耗千卡量衡量）。3项以上符合，可诊断为衰弱；1~2项符合，诊断为衰弱前期；0项符合，诊断为非衰弱。这一标准主要从生理层面界定衰弱，是其他评估标准的基础，简便易行。有效预防衰弱的策略有：科学健康的饮食（热量和蛋白质的营养支持，摄入维生素D），积极向上的生活方法，规律适量的运动（体育锻炼），保持良好的心态，有效控制慢性病和老年综合征等。基于CGA的多维衰弱状态评分（MFS）、ASA分级，步速及握力评

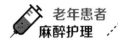
估都可以预测术后并发症的发生率，与其他风险评估指标相比，MFS 是术后并发症和 6 个月死亡率的最佳评估工具。因此，《中国老年患者围手术期麻醉管理指导意见（2020 版）》推荐应用 MFS 对老年患者进行术前评估（表 5-8）。

表 5-8 多维衰弱状态评分 [1]

项目	评分		
	0 分	1 分	2 分
疾病种类	良性疾病	恶性疾病	—
查尔森合并症指数	0	1~2	> 2
白蛋白（g/L）	> 39	35~39	< 35
ADLs	独立	部分依赖	完全依赖
IADLs	独立	依靠	—
痴呆	正常	轻度认知障碍	痴呆
谵妄的风险因素（个）	0~1	≥ 2	—
MNA	正常	有营养不良风险	营养不良
中臂周长（cm）	> 27	24.6~27	< 24.6

注：总分 0~15 分；评分 > 5 分为高危患者，随着分值的增加，术后死亡率增加，术后住院时间延长；"—"表示此项无内容。

二、各系统评估

1. 心功能及心脏疾病评估与准备

高龄外科手术患者围手术期心脏并发症是造成围手术期并发症及死亡的主要原因之一。术前应重点评估老年患者是否为有症状或者无症状的冠状动脉疾病，以及患者的体能状态。一般认为高血压患者血压 ≥ 180/110 mmHg 时应推迟择期手术，血压平稳后方可手术，抗高血压药治疗必须延续到手术日晨。对于缺血性心脏病患者应明确是否存在心绞痛及其严重程度，是否发生过心肌梗死及最近一次的发作时间，目前的心脏代偿功能。

美国心脏病学会（American College of Cardiology，ACC）和美国心脏协会（American Heart Association，AHA）颁布的《非心脏手术患者围手术期心血管评估和管理指南》（以下简称《指南》）在临床中较为常用。《指南》[7] 提出要对"活动性心脏病"（不稳定型冠状动脉综合征、心力衰竭失代偿期、严重心律失常及严重瓣膜疾病[8]）进行内科治疗，稳定后才能行择期手术。《指南》将手术分为 3 类（低危、中危、高危），低危手术术后心脏风险发生率 < 1%，中高危手术术后风险 > 1%。其中低危（< 1%）手术包括的手术类型主要有内窥镜检查、浅表手术、白内障手术、乳房手术及门诊手术；中危（1%~5%）手术包括的手术类型有胸 / 腹腔内手术、颈动脉内膜剥脱术、头颈外科手术、骨科手术及前列腺手术；高危（> 5%）手术主要有主动脉及其他主要血管外科、周围血管外科手术。中高危手术的患者，需要评估患者的体能状态，应特别关注体能差的患者。围手术期体能状态一般用代谢当量（metabolic equivalent，MET）[1,8]来评价（表5-9）。代谢当量≥4 MET，可不需要行进一步心脏无创检查，当代谢当量＜4MET，老年患者发生围手术期心血管事件危险系数增高。目前广泛使用Goldman心脏风险指数模型（表5-10），这是第一个用于围手术期心脏并发症的风险评估模型。围手术期心脏并发症的风险根据累计风险因素分为4级：Goldman心脏累计风险指数评分0~5分为1级，累计风险指数评分6~12分为2级，累计风险指数评分13~25分为3级，累计风险指数评分＞25分为4级。《中国老年患者围手术期麻醉管理指导意见（2020版）》建议4级患者仅进行挽救生命的手术，而3级的患者心脏能够进行部分代偿，因此可以进行常规手术。改良心脏风险指数（表5-11）是目前广泛应用于择期非心脏手术患者的风

表5-9 代谢当量评价

分级	内容
代谢当量＜4 MET	你能够照顾自己吗？ 你能够吃饭、穿衣或上厕所吗？ 你能够在室内散步吗？ 你能够以2~3 mile/h（3.2~4.8 km/h）的速度在平地步行1或2个街区吗？ 你能够在家里做些轻体力工作，如除尘或洗碗吗？
代谢当量≥4 MET	你能够爬1层楼或攀登1座小山吗？ 你能够以4 mile/h（6.4 km/h）的速度在平地步行吗？ 你能跑一小段距离吗？ 你能够在住宅周围进行重体力劳动，如刷洗地板、提起或搬动重家具吗？ 你能够参加适度的娱乐活动，如打高尔夫球、打保龄球、跳舞、网球双打、投掷篮球或足球吗？ 你能够参加耗费体力的运动，如游泳、网球单打、踢足球、打篮球或滑雪吗？

表5-10 Goldman心脏风险指数评价表

	危险因素	分数
病史	年龄＞70岁 6个月内心肌梗死病史	5分 10分
体格检查	第三心音奔马律或颈外静脉怒张 明显主动脉狭窄	11分 3分
心电图	术前心电图显示非窦性心律，有房性期前收缩 术前任何时刻出现超过5个/分的室性期前收缩	7分 7分
一般情况	PaO_2＜60 mmHg或$PaCO_2$＞50 mmHg，血清钾＜3.0 mmol/L 或BUN＞18 mmol/L或Cr＞260 mmol/L，GOT异常， 慢性肝病，卧床	3分
手术	腹腔、胸腔或主动脉手术 急诊手术	3分 4分

注：PaO_2为动脉血氧分压；$PaCO_2$为动脉血二氧化碳分压；BUN为尿素氮；Cr为肌酐；GOT为血清天冬氨酸转氨酶；1 mmHg=0.133 kPa。

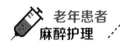
险分层方法，已经被纳入 ACC 和 AHA 的建议中。Goldman 心脏累计风险指数和改良心脏风险指数均来自小型研究。目前用于预测围手术期心肌梗死和心搏骤停事件等危及生命的心脏事件风险的模型是美国外科医师协会国家外科质量改进项目的心肌梗死或心搏骤停（myocardial infarction or cardiac arrest，MICA）模型。这个模型来自大样本数据库。有研究推荐可以与不同的风险评分相结合[9]，如先使用国家外科质量改进项目的高精度风险指数来准确估计最严重的危及生命的围手术期心脏结局的风险，再使用比如改良心脏风险指数来估算其他的更广泛的风险。

心脏功能临床评估的方法还有体力活动试验和屏气试验（表 5-12）。屏气试验为患者安静 5~10 分钟后，深吸气后屏气，计算最长的屏气时间。

围手术期心血管事件高风险的患者应酌情行心电图、心脏超声、冠状动脉造影、心导管或核素检查及血清学检查。心功能差的患者，术前可行心脏超声筛查，明确诊断及评估心功能；高血压患者建议进行动态血压监测，并检查眼底，明确是否继发心、脑系统并发症及其损害程度；心律失常或心肌缺血的患者建议行动态心电图检查；室壁瘤的老年患者术前应该进行超声检查，确认是否为真性室壁瘤。

表 5-11　改良心脏风险指数评价表

序号	危险因素
1	缺血性心脏病史
2	充血性心力衰竭史
3	脑血管病史（脑卒中或一过性脑缺血发作）
4	需要胰岛素治疗的糖尿病
5	慢性肾脏疾病（血 Cr > 20.0 mg/L）
6	腹股沟以上血管、腹腔、胸腔手术

注：心因性死亡、非致死性心肌梗死、非致死性心搏骤停发生风险评估结果：0 个危险因素 =0.4%，1 个危险因素 =0.9%，2 个危险因素 =6.69%，3 个危险因素 =11%。

表 5-12　心脏功能分级及其意义

心功能分级	屏气试验	临床表现	心功能与耐受性
Ⅰ 级	30 秒以上	普通体力劳动、负重、快速步行、上下坡，不感到心慌气短	心功能正常
Ⅱ 级	20~30 秒	能胜任正常活动，但不能跑步或较用力的工作，否则心慌气短	心功能较差。麻醉处理恰当，麻醉耐受力仍好
Ⅲ 级	10~20 秒	必须静坐或卧床休息，轻度体力活动后即可出现心慌气短	心功能不全。麻醉前准备充分，麻醉中避免任何心脏负担增加
Ⅴ 级	10 秒以内	不能平卧，端坐呼吸，肺底湿啰音，任何轻微活动即出现心慌、气短	心力衰竭。麻醉耐受力极差，手术必须延迟

2.肺功能及呼吸系统疾病评估与准备

随着年龄增长，呼吸系统功能逐渐减退，尤其是呼吸储备和气体交换功能下降。老年患者胸壁僵硬、呼吸肌力量变弱、肺弹性回缩力下降和闭合气量增加是呼吸功能降低的主要因素。老年患者的肺泡表面积、肺的顺应性及呼吸中枢随年龄上升对低氧和高二氧化碳的敏感性下降，因此在围手术期易发生低氧血症、高二氧化碳血症和酸中毒。术后肺部并发症与围手术期不良事件发病率和死亡率息息相关。在肺部并发症的危险因素中，年龄＞60岁是一项重要的危险因素。由于老年患者呛咳、吞咽等保护性反射功能逐渐下降，麻醉时易发生反流、误吸导致肺炎，加之老年患者常有心脏及呼吸系统并发症，以及存在营养不良，因此老年患者术后更容易发生肺部并发症。若手术时间超过3小时，容易造成坠积性肺不张，导致术后出现呼吸衰竭并发症的危险性增加。

合并慢性阻塞性肺疾病或哮喘的老年患者，术前应当仔细询问疾病的种类、持续时间、治疗过程等。研究表明，术前合并呼吸系统感染的患者，其术后并发症的发生率比未感染者高4倍。考虑到急性呼吸系统感染（如感冒、咽炎、扁桃体炎、支气管炎或肺炎等）可导致气道反应性增加，术后极易并发肺不张和肺炎，因此建议将择期手术推迟到治愈1~2周后再行手术。每日吸烟20支以上并有10年以上吸烟史，即可认为已经并发慢性支气管炎，麻醉后肺部严重并发症显著增加。老年患者术前通过戒烟、适当运动，能减少术后肺部并发症。术前患者应进行提高呼吸肌力和运动耐力的训练（腹式呼吸、深呼气、有氧耐力训练），加强营养支持，改善肺功能，减少肺部并发症的发生。

简易肺功能评估方法如下。① 测胸腔周径法：测深吸气与深呼气时，胸腔周径的差别超过4 cm提示无严重肺部疾病和肺功能不全；② 吹火柴试验：安静状态下，深吸气，快速呼气，将置于15 cm远的火柴吹灭者，提示肺储备功能良好。运动后呼吸困难是衡量肺功能的主要指标，目前一般采用修正的医学研究委员会呼吸困难评分量表进行评估（表5-13）。对于呼吸困难2级以上或合并严重肺部疾患的老年患者，术前应进行肺功能及血气分析检查。胸腔或腹腔大手术前也必须做肺功能检测。检测结果对术后并发肺功能不全有参考价值（表5-14）。

表5-13　医学研究委员会呼吸困难评分

评分	运动后症状
0分	只有在剧烈运动时才会感到呼吸困难
1分	在着急时或走缓坡时会感到呼吸困难
2分	因为按自己的步伐走路时气短或必须停下来休息，所以走路比同龄人慢
3分	步行100码（91.44 m）或几分钟后就要停下来休息
4分	呼吸困难不能离家或穿衣脱衣时呼吸困难

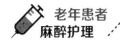
老年患者
麻醉护理

表 5-14　估计手术后并发肺功能不全的高危性指标

肺功能检测项目	正常值	高危性值
肺活量（VC）	2.44~3.47 L	< 1.0 L
第 1 秒用力呼气容积（FEV_1）	2.8~3 L	< 0.5 L
最大呼气流率（MEFR）	336~288 L/min	< 100 L/min
最大通气量（MVV）	82.5~104 L/min	< 50 L/min
PaO_2	90~100 mmHg	< 55 mmHg
$PaCO_2$	35~45 mmHg	> 45 mmHg

3. 肝脏、肾脏功能及疾病评估

老年患者肝脏合成和代谢功能减退。多数麻醉药对肝脏都有暂时性影响，老年患者肝功能损害程度可采用 Child-Pugh 分级标准加以评定（表 5-15），通过对该表 5 项内容分值累计：A 级为 5~6 分；B 级为 7~9 分；C 级为 10~15 分。分值越高越危险，预后越差。A 级手术危险度最小，预后最好；C 级手术危险度大，预后最差。由于血浆白蛋白水平对药效动力学、药代动力学、胶体渗透压存在较大影响，中大型手术术前应积极纠正低蛋白血症，减少围手术期并发症的发生。

老年患者术前可能合并肾功能不全，麻醉药物影响、手术创伤和失血、低血压、输血输液反应和脱水等都可导致肾血流量减少，引起暂时性肾功能减退[4]。术前应评估肾脏功能，由于老年患者肾小球滤过率及肾浓缩功能降低，很多药物经肾脏消除的半衰期延长，可能会造成肾功能的进一步损害。肾功能评价主要以肾小球滤过率为指标（表 5-16）。慢性肾功能不全血液透析的患者，术前评估应了解血液透析次数、血液透析模式及围手术期血液透析时机。应在术前 1 天进行血液透析，手术当日检测血钾水平，避免血钾过高。

4. 胃肠道功能及疾病评估

胃内容物误吸是老年患者麻醉期间较危险的并发症，老年患者胃肠功能减退、麻醉性镇痛药的使用、疼痛、抗胆碱药物的使用等均可使老年患者胃排空时间延迟，或改变食管下端括约肌张力，增加误吸的风险。老年患者行中大型手术易并发应激性溃疡，麻醉及术前应仔细询问有无消化道溃疡病史及近期是否服用过易致消化道出血的药物，避免发生消化道应激性溃疡。

表 5-15　Child-Pugh 肝功能损害分级标准

临床生化指标	1 分	2 分	3 分
肝性脑病（级）	无	1~2	3~4
腹腔积液	无	轻度	中重度
总胆红素（μmol/L）	< 34	34~51	> 51

续表

临床生化指标	1分	2分	3分
白蛋白（g/L）	> 35	28~35	< 28
凝血酶原时间延长（s）	< 4	4~6	> 6

表 5-16　肾功能损害分级标准

分级	肾小球滤过率 [mL/（min·1.73 m²）]
1 级（正常）	> 90
2 级（轻度受损）	60~89
3 级（中度受损）	30~59
4 级（重度受损）	15~29
5 级（肾功能衰竭）	< 15

5. 神经系统功能及疾病评估

老年患者围手术期神经系统评估时应常规询问脑卒中、短暂性脑缺血发作、肌无力、头痛、眩晕或晕厥等病史。对已诊断患有神经系统疾病者，需掌握疾病的持续时间、最近的表现、治疗用药情况等。如果采用局部麻醉，还应对麻醉目标区域的神经功能进行检测并记录。

6. 凝血功能评估

高龄是血栓性疾病的危险因素，老年患者常服用抗凝药物预防血栓性疾病的发生。如果术前抗凝药物停用不当可导致血栓性疾病的发生或术中凝血时间延长。术前凝血功能检查有助于评估患者凝血功能状态。

7. 内分泌功能及疾病评估

老年患者糖耐量降低，部分老年患者合并糖尿病而不知晓。因此老年患者术前均应检查血糖水平。术前常规监测空腹血糖，必要时监测餐后、随机血糖。合并糖尿病的患者术前应复查血糖和糖化血红蛋白值，择期手术的患者糖化血红蛋白应< 8%。《成人围手术期血糖监测专家共识（2021）》[10] 对 2 型糖尿病患者围手术期血糖控制目标给出指导意见（表 5-17）。75 岁以上的老年人，血糖的目标值可适当放宽松，血糖控制目标根据患者情况，选择一般控制和宽松控制。并应评估患者对降糖药物是否敏感、有无合并心血管疾病、周围神经病变的程度，以及认知功能状态有无改变等。对经常使用皮质激素治疗的老年患者，应该询问老年患者的用药剂量及最后一次用药的时间。严重的甲状腺功能亢进或甲状腺功能减退会增加围手术期的风险。使用激素治疗的患者，应询问用药剂量和最后一次用药时间，注意激素的补充。

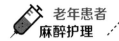
表 5-17 2 型糖尿病成人患者围手术期血糖控制目标

分类	标准
宽松标准	糖化血红蛋白＜8.5%；空腹或餐前血糖 8~10 mmol/L，餐后 2 小时或不能进食时的随机血糖 8~12 mmol/L，短时间血糖＜15 mmol/L 也可接受
一般标准	空腹或餐前血糖 6~8 mmol/L，餐后 2 小时或不能进食时的随机血糖 8~10 mmol/L
严格标准	空腹或餐前血糖 4.4~6.0 mmol/L，餐后 2 小时或不能进食时的随机血糖 6~8 mmol/L
妊娠糖尿病	餐前血糖≤5.3 mmol/L，餐后 2 小时血糖≤6.7 mmol/L，特殊情况下餐后 1 小时血糖≤7.8 mmol/L，餐后 2 小时血糖≤6.7 mmol/L；糖化血红蛋白＜8.5%
孕前糖尿病	空腹、餐前及夜间血糖控制在 3.3~5.6 mmol/L，餐后峰值血糖 5.6~7.1 mmol/L，糖化血红蛋白＜6.0%

注：普通手术采用宽松标准；精细手术如整形等采用严格标准；器官移植手术、身体状况良好、无心脑血管并发症风险的非老年患者或单纯应激性高血糖采用一般标准。

三、麻醉与手术风险评估

老年患者麻醉手术风险增大，一是老年患者经常并存多种疾病；二是考虑年龄增长引起的功能减退。与围手术期麻醉手术风险关系最大的有缺血性心脏病、心绞痛、心力衰竭、肾功能不全、糖尿病和痴呆[11]。手术本身的风险也会对患者造成风险，包括外科手术的类型、创伤程度、出血量及对重要器官的影响等。不同的手术，围手术期的风险也不尽相同。表浅性手术的风险较小，而重要器官的手术、急症手术、估计失血量较多的手术、对生理功能干扰较大的手术、新开展的复杂手术（或手术医生技术不够熟练的手术）及临时改变术式的手术等风险较大[11]。相同的手术，施行择期手术比急症手术风险低 3~6 倍。不同的手术方式对麻醉风险的影响不同，应及时与家属沟通手术风险。

与麻醉相关的风险会直接影响患者围手术期的死亡率及并发症的发生率，如困难气道、恶性高热等。目前气道管理依然是麻醉风险管理的重中之重，常用 Mallampati 分级（MP 分级）和 Cormack-Lehance 分级（C-L 分级）来评估困难插管情况。

MP 分级：患者坐在麻醉医生面前，用力张口伸舌至最大限度（不发音），根据所能看到的咽部结构进行分级。分级越高，插管越困难（表 5-18）。

C-L 分级：直接喉镜下喉显露评分。分级越高，插管越困难（表 5-19）。

手术风险分级（national nosocomial infections surveillance，NNIS）为一种综合评估方式，主要用于评估麻醉和手术风险，依据手术切口清洁程度、ASA 分级、手术持续时间 3 个关键变量将风险分为 4 个等级，分别为 NNIS-0 级、NNIS-1 级、NNIS-2 级、NNIS-3 级。

表 5-18 Mallampati 分级

分级	分级标准
MP1 级	能够看到软腭、咽腭弓、悬雍垂、硬腭
MP2 级	能够看到软腭、悬雍垂、硬腭
MP3 级	能够看到软腭和硬腭
MP4 级	只能看到硬腭

表 5-19 Cormack-Lehance 分级

分级	分级标准
C-L1 级	可窥见声门的大部
C-L2 级	仅能窥见声门的后联合，看不到声门，最多仅在轻压喉头时窥见勺状软骨
C-L3 级	不能窥见声门的任何部分，仅能窥见会厌
C-L4 级	不能窥见喉的任何部分，只能看到软腭

1. 手术切口清洁程度

根据手术切口清洁程度分为以下 4 类手术切口。

Ⅰ类手术切口（清洁切口）：手术未进入感染区域，未进入人体消化道、泌尿生殖道、呼吸道、口咽部位，未出现明显感染现象；切口源自于非穿透性钝伤。

Ⅱ类手术切口（清洁-污染切口）：切口是在受控的条件下进入消化道、呼吸道或泌尿生殖道，并且无感染或污染证据。

Ⅲ类手术切口（污染切口）：手术进入急性炎症部位，但没有出现化脓现象，实施开放性创伤手术时，体液、尿路、胃肠道和胆道内容物伴有大量污染现象，并且术中出现明显污染现象。

Ⅳ类手术切口（感染切口）：切口存在残留失活组织（如切口坏疽或坏死），或存在临床感染（如切口化脓），或者内脏穿孔等陈旧性切口。

2. 麻醉分级

ASA 分级见表 5-2。部分 NNIS 具体计算方法是根据 NNIS 分值匹配表（表 5-20）将手术切口清洁程度、麻醉分级和手术持续时间的分值相加，总分 0 分表示 NNIS-0 级，1 分表示 NNIS-1 级，2 分表示 NNIS-2 级，3 分表示 NNIS-3 级。手术风险分级越高，手术风险越大。

通过对老年患者进行术前麻醉及手术风险评估，能够为老年患者选择最适宜的手术及麻醉方式，从而有效降低老年患者围手术期并发症的发生率和死亡率。

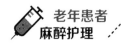
表 5-20　NNIS 分值匹配

NNIS 分值	手术切口	麻醉分级	手术持续时间
0 分	Ⅰ类手术切口、Ⅱ类手术切口	1 级、2 级	未超过 3 小时
1 分	Ⅲ类手术切口、Ⅳ类手术切口	3 级、4 级、5 级	超过 3 小时

（马云梅　孟　鑫　孟　雪　张晓俊　张晓燕）

第二节　麻醉前准备

一、患者准备

1. 心理准备

由于麻醉与手术是有创伤、有风险的治疗，老年患者术前可能会担心手术及麻醉的风险，担心手术带来的创伤使身体无法承受，对可能出现的一些并发症感到过度担心，而且由于老年患者对疾病和即将施行的麻醉和手术缺乏认识，容易导致患者产生不同程度的心理负担，存在不同程度的恐惧、紧张及焦虑等。尤其是疾病晚期的患者，常由于对现实丧失或疾病预期丧失而在焦虑、紧张、恐惧的基础上伴随抑郁症状。此外，老年人对新环境适应能力差，情绪体验的强度持久，伴随着行为的改变。这些都会导致中枢神经系统活动过度，交感神经兴奋过度，使肾上腺素和去甲肾上腺素的分泌增加，引起血压升高、心率加快，使患者全身氧耗明显增多，有的老年患者还可出现四肢发凉、紧张、发抖、恐惧等一系列心理、生理和病理反应，使患者对麻醉及手术的耐受力降低。因此，麻醉护士应做好患者麻醉前的心理护理，必要时应通知医生进行药物治疗。

麻醉前心理准备的主要目的是解除患者的顾虑，消除紧张情绪，建立战胜疾病的信心。应从安慰、关怀、解释、鼓励着手，重点阐明手术的目的、麻醉方式、手术体位、麻醉或手术过程中可能会出现的不适状况等；向患者解释麻醉的危险性及可能出现的并发症，使患者充分理解，但不可过分强调。用亲切的语言向患者具体介绍，针对患者的疑问做出详细的解释，取得患者的信任，争取患者的配合。对紧张过度的患者，睡前适当应用镇静药物帮助其休息。

在对老年患者进行疼痛评估时，重视患者抑郁程度评估，重视患者心理反应的强度，善于分析引起患者心理反应的个体原因。

麻醉前宣教的内容包括麻醉的方法、体位及配合的方法；对麻醉相关疑虑进行解释；指导患者术后训练，如咳嗽训练、深呼吸训练、咳痰训练、卧位仰头抬颈训练等；并对术后恢复的过程加以指导等。

2. 常规准备

（1）营养准备：许多老年人在术前存在营养不良或隐形营养不良。营养不良导致机体蛋白质和维生素缺乏，可影响患者对手术和麻醉的耐受力。老年相关营养不良，尽量在术前纠正营养状况，以提高患者对手术麻醉的耐受能力。可考虑术前营养支持2周以上。如果时间充足，应尽可能经口补充营养，如果没有条件经口补充如时间不充分、患者不愿/不能经口，可通过静脉补充营养。低蛋白血症者可给予人血白蛋白治疗。

（2）胃肠道准备：老年人胃肠道血流量减少，胃黏膜萎缩，唾液及胃酸分泌减少，胃排空时间较正常人延长，正常人胃排空时间为4~6小时，老年患者更应该合理安排禁食时间，禁食时间应大于6小时，以保证胃彻底排空。向患者及家属交代禁饮禁食的重要意义，争取患者及其家属的配合。

（3）口腔卫生准备：部分老年患者口腔装有活动性义齿，牙齿活动的情况也比较多见，术前应告知患者取下活动性义齿，松动的牙齿应给予固定，可用细线扎牢，防止脱落造成误吸等严重后果。麻醉插管过程中口腔内的细菌易被带入下呼吸道，引起肺部感染等严重并发症，因此，患者应注意口腔卫生，早晚刷牙、饭后漱口；有龋齿、牙周炎的老年患者，应及时去口腔科诊治。

（4）输血输液准备：中等以上的手术应在术前进行交叉配血，备血。术前及时纠正水电解质及酸碱平衡紊乱，术前应建立静脉通路，常规输液。

患者入手术室前应排空膀胱，防止术中出现尿失禁或术后尿潴留。手术前一晚对全部准备工作进行检查，如发现择期手术患者出现感冒、发热等症状，手术应延期。

3. 老年患者术前用药准备

老年患者往往有多重用药（服药数量≥5种），术前应对全部用药进行核查。仔细询问病史，包括用药的种类、剂量、疗效等，纠正或择期纠正不合理的用药。规律服用的心脑血管药物，除抗凝药、抗血小板药物外，如果没有特殊情况，围手术期一般无须停用，手术当日仍可用少量饮水以口服药物[12]。术前应避免使用麻醉性镇痛药，镇静催眠药的剂量也应减少。咪达唑仑对呼吸系统有一定的抑制作用，对慢性阻塞性肺疾病患者的抑制作用更强，因此，老年患者合并肺脏疾患时应慎用咪达唑仑。抗胆碱药物已被列为影响患者术后认知功能的慎用药物，东莨菪碱和戊乙奎醚尤为严重。有些药物服用后作用于中枢神经系统，如苯二氮䓬类药物等，患者术前服用后也可能会诱发术后谵妄或者导致术后认知功能的改变，但长期服用苯二氮䓬类药物的患者，

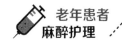
若突然停药,也可诱发患者术后谵妄,所以这类患者术前可更换为短效的苯二氮䓬类(如三唑仑)或非苯二氮䓬类药物 [13]。

术前使用 β 受体阻滞剂的患者应当继续服用,但新的研究显示 [14], β 受体阻滞剂可能会导致围手术期脑梗死发病率和患者死亡率上升,因此需要严密监测患者的心率和血压,不建议老年患者预防性使用 β 受体阻滞剂。术前使用血管紧张素转换酶抑制剂及血管紧张素受体阻断药的患者,为减少术中低血压的发生,建议手术日早晨暂停服药。术前使用植物提取物或服用中药的患者,应注意监测凝血功能、电解质及肝功能。

术前服用抗凝药物的患者,停用与否应当根据患者病情权衡处理,《中国老年患者围手术期麻醉管理指导意见（2020 版）（一）》[1] 推荐发生急性冠状动脉综合征的患者或置入支架的患者应终身服用阿司匹林。置入支架的患者,若为金属裸支架,置入后应服用 2 种血小板凝集抑制剂 4~6 周以上,而药物洗脱支架置入后, 2 种血小板凝集抑制剂的服用时间最好延长至 6 个月 [15]。术前服用氯吡格雷等 P2Y12 受体拮抗剂的患者,择期手术应延期至停药 5~7 天后,停药期间酌情使用血小板糖蛋白 II b/ III a 受体抑制剂作为替代,手术结束后应尽早恢复双药物抗血小板治疗。肿瘤患者的手术属于限期手术,术前停止服用抗血小板药物期间,可暂时服用短效抗血小板药物（如替罗非班、坎格雷洛等）作为替代。术中注意出凝血的管理,可使用血栓弹力血流图进行血小板功能监测,若为急诊手术,术前应常规准备血小板,避免术中意外大出血危及生命,并且手术结束后尽早恢复抗血小板治疗。

虽然美国有明确使用氯吡格雷与阿司匹林抗血小板双重治疗患者的麻醉指南,但由于种族的差异,以及老年患者血小板再生能力的下降,为安全起见,中国老年患者的抗血小板治疗还需考虑中国的实际国情。术前长期应用华法林抗凝的患者,准备行术中出血风险高的手术时,需停用华法林 5~7 天,停药期间使用肝素桥接抗凝替代。

4.术前康复指导

术前康复指导有利于患者在术后将躯体功能调整至最佳状态,促进术后及早进行康复锻炼。康复指导包括呼吸训练、咳嗽和排痰训练、肢体功能训练等。运动方式包括抗阻训练、有氧运动等,前列腺手术和妇科手术还包括盆底肌训练。

二、环境准备

陌生的手术室环境,复杂的仪器设备,很容易使患者出现比较强烈的心理应激反应,常表现为血压升高、心率增快及躯体疼痛等。因此,术前应常规对老年患者详细介绍手术室的环境,积极沟通,给患者答疑解惑。

对手术室进行全面的空气净化及消毒隔离,术前打开空气层流净化系统,手术室内仪器、设备、物品使用含氯消毒剂进行擦拭。每日常规检查手术室的仪器设备、手术器械，以及地面等卫生达标情况，使用含氯消毒液进行消毒杀菌。此外，应定期开展灭菌处理，并定期进行环境卫生学监测，确保空气及物体表面微生物符合最低要求。医生和护士进入手术室要遵循院感规定流程，严格进行洗手、消毒，更换手术衣，消毒后才能进行无菌操作手术。对于术中污染的手术器械、敷料及药品等及时处理，并摆放到位，方便手术顺利进行，同时定时检测与维护仪器设备，确保正常使用。

注重声音、光线、色彩、室内温度及湿度、气味等因素，给患者营造一个舒适的环境。保持手术环境的安静，减少手术环境中不良的视觉、嗅觉刺激等。室温保持 22~25 ℃，相对湿度保持 50%~60%，避免患者因受凉发生感冒、咳嗽等影响术后切口的愈合。术前常规检查各种仪器设备、电源、供氧装置是否正常。

随时巡视和沟通，消除患者不适感，麻醉后为患者摆出尽量舒服的体位，注意术中保暖。手术体位的摆放及固定，既要满足医生操作要求，又要使患者舒适，避免肢体受压，关节处于功能位。

三、物品设备准备

麻醉过程中所用的物品、设备的种类、型号多，因麻醉方式、技术操作不同，准备器械不同，但无论何种麻醉，在每个手术室均应放置抢救物品及器械，必须处于备用状态，定期检查补充，确保可以在抢救工作时立即使用，挽救患者生命。麻醉常使用的设备如麻醉机、监护仪、微量泵等在麻醉前均应检查其性能状况，确保性能良好，掌握常见报警的处置。重点检查麻醉机的环路系统、吸入蒸发系统、呼吸机系统、主屏幕显示屏、监测及监护系统。全麻手术应检查气管插管用物是否准备齐全，如喉镜、气管插管、牙垫、吸痰管、胶布等。老年患者应根据手术情况准备动脉穿刺物品。评估为困难气道的患者，必须备有困难插管用物，如气管插管导丝、插管钳、可视喉镜、异型喉镜、纤支镜、喉罩等。椎管内麻醉的老年患者，也应按全身麻醉标准备齐用物，以防止出现意外情况。老年患者血管弹性差，易发生病情变化，建议使用配备持续有创血压监测功能的监护仪，以便及时发现生命体征变化，迅速应对。

老年患者麻醉并发症较多，容易发生心律失常，拔除气管插管后容易发生舌后坠、呼吸暂停，应将心电图机、除颤仪、口咽通气道、简易呼吸器等放在方便取用的区域，确保性能良好。老年患者体温调节功能下降，加温设备如加温毯等也应准备。

四、药品准备

因麻醉方式和患者病情不同，所备药品也有所不同。老年患者手术时除常备麻醉药品如静脉麻醉药（丙泊酚、依托咪酯等）、镇静药及其拮抗药（咪达唑仑、地西泮、氟马西尼等）、镇痛药及其拮抗药（芬太尼、舒芬太尼、瑞芬太尼、哌替啶、吗啡、

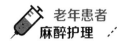
纳洛酮、纳美芬等）、肌肉松弛药（顺阿曲库铵、维库溴铵、罗库溴铵、琥珀胆碱等）、吸入麻醉药（七氟烷、异氟烷等）外，还应考虑老年患者各系统功能下降及并存疾病，备好备用药品，如抗胆碱能药（阿托品、戊乙奎醚、东莨菪碱等）、血浆代用品（羟乙基淀粉注射液、右旋糖酐注射液等）、血管扩张药（硝酸甘油、硝酸异山梨醇酯、硝普钠等）、抗心律失常药（利多卡因、胺碘酮等）、拟肾上腺素能药（肾上腺素、去甲肾上腺素、异丙肾上腺素、去氧肾上腺素、麻黄碱、多巴胺等）、抗肾上腺素能药（艾司洛尔、酚妥拉明等）、电解质及酸碱平衡用药、稳定血糖用药（胰岛素、50%葡萄糖等）、激素类药等。还应嘱咐患者随身携带有效的哮喘治疗用药。药品使用严格进行"三查八对"，根据医嘱稀释药液，抽好的药液放置在无菌盘内，标签清楚（药名、浓度、配制时间，必要时注明配制者），一人一用。风险较大的药物或者需要稀释的药物，如血管活性药等应确保浓度、剂量准确，标签清楚，避免发生围手术期用药错误。

（孟　瑶　张伟娜　张伟妮　张文丽）

第三节　麻醉前护理

　　老年患者麻醉准备工作非常重要，即使很有经验的麻醉医生如果在手术麻醉前准备不够充分，一旦出现紧急情况，也不可能做到争分夺秒，充分发挥麻醉医生的技术优势。因此，麻醉医生和护理人员应对麻醉手术各个环节中可能出现的各种问题有所预测，有所准备，只有这样，才能从容不迫地处理突发的危急情况。麻醉前，由护理人员对患者的基本信息、既往史及用药史等情况进行核实与评估，同时评估患者的术前饮食及生活习惯，及时发现老年患者麻醉前的异常情况及不良影响因素，进而给予积极的干预，使患者术前达到良好的身体及心理状态，从而有利于麻醉医师工作的顺利进行。有研究指出[15]，患者对麻醉前的麻醉宣教、答疑解惑理解不全面，或者护理人员对患者既往史及用药情况不清楚等，这些均可能是影响麻醉效果的潜在因素。而围麻醉期给予患者相应的护理干预能够有效地缓解麻醉苏醒期的躁动反应，如麻醉前给予患者相应的心理护理措施，可以显著降低患者躁动发生率。

一、麻醉前护理评估及干预

　　术前 1 天麻醉护士去病房对患者进行术前访视，仔细查看患者病历报告、各项检验结果及既往病史、患者精神状态、术前药物使用情况、有无药物过敏史等，评估患者对麻醉及手术的耐受性、患者的精神状态及其合作程度，了解患者及其家属对手术及麻醉的顾虑，并耐心倾听患者及其家属的意见及要求。查看有可能影响麻醉效果及手术效果的各项因素，如有疑问应及时告知麻醉医生，并与主管医生及时充分沟通确认无误后，选择麻醉时间、麻醉方式与麻醉药物剂量等。麻醉前监测并评估患者的生命体征，询问患者手术前的饮食情况（如禁饮食时间、是否食用过刺激性食物、是否饮酒或服用其他饮品）、日常生活习惯（如是否抽烟、夜间睡眠情况）等。对患者及其家属宣传术后麻醉苏醒期的注意事项，如术后麻醉苏醒期会有疼痛及其他不适感等应告知医护人员，减少躁动，避免私自拔除留置尿管等行为。

二、麻醉前心理护理及指导

麻醉护士术前进行访视时，根据患者所接受的麻醉实施的方法、手术的大体过程、手术的体位、术后恢复情况，患者对手术和麻醉的顾虑及患者如何配合等给予适当地讲解，以减轻患者的心理负担，有利于麻醉和手术的进行，也有利于老年患者在手术及麻醉过程中的病情稳定。向患者解释麻醉与手术前准备的目的、意义、注意事项及可能会发生的不良反应，使患者有一定的心理准备。对于心理负担较重的患者，则可以向其介绍手术医生的能力，医生们是如何反复研究患者的病情并最终确定最佳的方案，并可以突出强调患者在麻醉及手术中的有利条件等；老年患者的情绪状态往往受家属的情绪影响较大，因此要告知家属应积极鼓励患者勇敢地面对麻醉及手术。如果患者出现明显影响麻醉及手术效果的不良心理因素，应积极给予心理引导，从患者的角度出发，与患者进行温柔安慰性的语言交流，稳定患者情绪，提高患者的安全感。麻醉实施前再次评估患者的心理状态及其他不适感。

特别强调的是，在患者进入手术室时就应该耐心地向患者解释全身麻醉是给予麻醉用药后很快进入睡眠状态，术中没有任何痛苦，感受不到疼痛。手术结束后麻醉药物慢慢代谢，患者会及时苏醒，此时如果有意识就要积极配合医生、护士进行睁眼、咳嗽等指令性动作；向准备在麻醉后留置导尿的男性老年患者解释清楚，等麻醉后将会经尿道插入导尿管，手术结束清醒时尿道口可能会有异物感，以及会不断有尿意产生，这些是因为导尿管刺激尿道产生的一种感觉。指导患者做好麻醉前的心理准备，教会患者如何放松，如果患者文化水平相对较低，可以和患者一起数数或者做一些简单的放松游戏；也可以引导文化素质相对较高的患者闭目冥想，让患者想象自己坐在广阔无垠的草原上或想象自己早晨在海边漫步等。准备麻醉时，要用亲切的语气教导患者如何配合麻醉操作，使患者尽快进入麻醉状态。

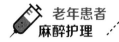

三、麻醉前护理准备

麻醉前应明确患者术前的实验室检查、体格检查和诊断是否完善，明确患者的禁食禁饮时间是否充分，再次说明需要患者配合的事项及可能会出现的不适感，告知患者如果出现任何的不适，都要及时告诉麻醉医师及护士。医护人员应积极为患者解除不适，获得患者的积极配合。护理人员调整好室内温湿度，询问患者体感是否舒适，以 25 ℃为基准根据患者的体感随时调整温度。

实施麻醉前，护理人员应再次检查患者的术前用药情况，检查义齿、首饰等是否摘下，查看抗生素皮试结果，并与麻醉医师做好最后的核对。为了防止出现麻醉意外情况，所有的麻醉均应按照全身麻醉的标准备齐用物，除了麻醉药物，还需准备阿托品、麻黄碱、肾上腺素等急救药品及设备。

麻醉护士根据第二天的手术人数、手术类型，准备相应的麻醉物品。包括无创脑电传感器（脑电双频指数监测）、喉镜柄（可视喉镜）、喉镜片、B 超机、神经刺激阻滞针、微量泵等。每日早晨完成手术室麻醉机的自检流程，对麻醉机各个部件进行麻醉前的检查和处理，如及时更换钠石灰，检查电源、气源等情况。监护仪开机保持待机状态；确保手术室的简易呼吸器处于完好备用状态；准备好麻醉回路、麻醉面罩，准备合适型号的气管导管以备用，并检查是否漏气，表面涂以利多卡因凝胶，备好固定用的胶布、牙垫等物品；备好困难气道的应急设备。根据患者病情及手术情况配置动脉穿刺压力套件以备用；预计手术时长＞3 小时、高龄等有可能发生低体温的患者给予配备加温毯、暖风机、输液加温仪以备用。

为患者建立心电监护、无创脑电监测；遵医嘱给予患者动脉穿刺置管并进行动、静脉压力校零；给患者加盖合适的被褥，减少患者肢体暴露，必要时给予适当的加温保暖；配合麻醉医师给予患者心理护理；减轻患者术前焦虑、紧张的情绪。

遵医嘱正确抽取麻醉诱导药物及血管活性药物并贴上药品名称、剂量、配药时间等标签。协助麻醉医生进行全麻诱导、气管插管、椎管内麻醉、神经阻滞穿刺等工作。

四、安全核查

手术安全核查目的是防止患者的手术部位、手术方式发生错误，手术安全核查制度的全面有效落实，可以降低手术风险，减少医疗差错事故的发生，降低手术并发症和死亡率。外科手术要严格执行落实手术安全核查的标准化流程。在麻醉实施前、手术开始前、患者离开手术室前由麻醉医师、手术医师和手术室护士三方同时进行核查。三方针对患者和手术特殊情况及时进行沟通交流，做到积极准备，迅速有效地应对围手术期意外事件。麻醉实施前核查时除常规核查内容如患者身份（姓名、性别、年龄、科室、床号、病案号）、手术名称、手术方式、皮肤是否完整、手术部位及标识等，还应重点核对与麻醉相关的内容，如麻醉安全检查内容、知情同意情况、患者过敏史、术前备血情况、口腔义齿情况等。由手术医生、麻醉医生、手术室护士共同核对后确认并签字。

对老年患者进行安全核查时应注意以下内容。

（1）了解患者的听力情况，老年患者常存在听力下降，必要时可协助患者佩戴助听器（术中妥善保管），或者在听力较好的一侧进行，逐项核查，吐字清晰，避免窃窃私语。

（2）核查时应采用开放式提问的方法，避免有暗示及诱导性的提问，避免老年患者由于误听或者理解存在偏差而导致核查结果错误。

（3）了解老年患者的语言表达能力，对于脑卒中等原因导致失语、言语不清的患者，可以提供纸笔，使患者以书写的形式回答问题，必要时可请家属参与。

（4）术前有认知障碍的老年患者，可与其家属进行核查。

（5）一旦核查发现有误，不可直接暴露给患者，以免患者恐慌，应该及时与病房和手术医生联系，确保无误。

（6）进行安全核查时应保持周围环境安静，集中注意力，一次性完整进行，如中途被打扰须重新开始。

（张剑军　孟珍珍　潘　婕）

参考文献

[1] 中华医学会麻醉学分会老年人麻醉与围手术期管理学组，国家老年疾病临床医学研究中心，国家老年患者麻醉联盟.中国老年患者围手术期麻醉管理指导意见（2020版）（一）.中华医学杂志，2020，100（31）：2404-2415.

[2] KUMAR C，SALZMAN B，COLBURN J L. Preoperative assessment in older adults：a comprehensive approach.Am Fam Physician，2018，98（4）：214-220.

[3] 中华医学会麻醉学分会老年人麻醉学组，国家老年疾病临床医学研究中心，中华医学会精神病学分会，等.中国老年患者围手术期脑健康多学科专家共识（二）.中华医学杂志，2019，99（29）：2252-2269.

[4] 邓小明，姚尚龙，于布为，等.现代麻醉学.5版.北京：人民卫生出版社，2020.

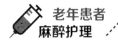
[5] BOUILLANNE O, MORINEAU G, DUPONT C, et al.Geriatric nutritional risk index：a new index for evaluating at-risk elderly medical patients.Am J Clin Nutr, 2005, 82（4）：777-783.

[6] PARTRIDGE J S L, HARARI D, DHESI J K.Frailty in the older surgical patient：a review.Age Ageing, 2012, 41（2）：142-147.

[7] FLEISHER L A, FLEISCHMANN K E, AUERBACH A D, et al.2014 ACC/AHA guideline on perioperative cardiovascular evaluation and management of patients undergoing noncardiac surgery：executive summary：a report of the American College of Cardiology / American Heart Association Task Force on practice guidelines. Circulation, 2014, 130（24）：2215-2245.

[8] American College of Cardiology Foundation/American Heart Association Task Force on Practice Guidelines, American Society of Echocardiography, American Society of Nuclear Cardiology, et al. 2009 ACCF / AHA focused update on perioperative beta blockade incorporated into the ACC/AHA 2007 guidelines on perioperative cardiovascular evaluation and care for noncardiac surgery. J Am Coll Cardiol, 2009, 54（22）：e13-118. https://www.sciencedirect.com/science/article/pii/S0735109709023857?via%-3Dihub.

[9] 刘蓉.探究临床护理路径对前列腺电切术合并糖尿病患者的效果.基层医学论坛 2017, 21（30）：4148-4149.

[10] 陈莉明, 陈伟, 陈燕燕, 等.成人围手术期血糖监测专家共识.中国糖尿病杂志 2021, 29（2）：81-85.

[11] 郭曲练, 姚尚龙.临床麻醉学.4版.北京：人民卫生出版社, 2016.

[12] 王钦.麻醉前心理护理干预对全身麻醉苏醒期躁动的影响分析.当代护士, 2017（12）：120-122.

[13] 中华医学会麻醉学分会老年人麻醉学组, 国家老年疾病临床医学研究中心, 中华医学会精神病学分会, 等.中国老年患者围手术期脑健康多学科专家共识（三）.中华医学杂志, 2019, 99（31）：2409-2422.

[14] BARNETT S R. Preoperative assessment of older adults. Anesthesiol Clin, 2019, 37（3）：423-436.

[15] BANERJEE S, ANGIOLILLO D J, BODEN W E, et al. Use of antiplatelet therapy / DAPT for post-PCI paients undergoing noncardiac surgery.J Am Coll Cardiol, 2017, 69（14）：1861-1870.

第六章　老年患者麻醉中监护

第一节　常用麻醉方式

一、麻醉方式选择原则

目前尚无充分证据说明哪种麻醉方式更优。老年患者麻醉方式的选择要基于患者的意愿，并对患者情况进行个体化评估。应考虑老年患者身体状况及重要脏器的受损情况、手术类型及时长[1]，结合麻醉医生的能力、麻醉条件及麻醉设备[2]进行综合考量，选用对患者呼吸及循环等重要脏器生理功能影响较小、稳定性好、麻醉效果佳、安全系数高的方法。

近期大样本随机对照临床试验研究表明，在心脏或肿瘤手术中，全凭静脉麻醉与吸入麻醉这 2 种麻醉方式对患者围手术期死亡率无影响。但建议在肿瘤患者中使用全凭静脉麻醉，可能对改善患者预后、延长无复发生存期有益[2]。全静脉麻醉与全吸入麻醉相比，术后谵妄发生率显著降低。因此，《中国老年患者围手术期麻醉管理指导意见（2020 版）》认为在老年患者中实施全静脉麻醉具有优势。

对于术前应用抗凝治疗的患者，如抗凝治疗替代转化时间紧迫，可优先选择周围神经阻滞麻醉。在髋膝关节等四肢手术中，实施区域麻醉（椎管内麻醉、外周神经阻滞）与全身麻醉相比，具有降低死亡率、缩短住院时间的优点，因此对于行髋膝关节等四肢手术的老年患者，在无明显禁忌的前提下，强烈建议行区域麻醉。对于下肢骨折患者，摆放手术体位过程中患者可有疼痛，为减轻不适感，可提前实施周围神经阻滞麻醉以减轻疼痛（如髂筋膜间隙阻滞等）[2]。

二、常用麻醉方法与实施

1.椎管内麻醉

椎管内麻醉包括蛛网膜下隙阻滞麻醉和硬膜外阻滞麻醉，后者还包括骶管阻滞麻醉。

椎管内麻醉手术时患者可保持清醒，能够减少术后中枢神经并发症，如术后急性谵妄；由于没有气管导管的刺激和可能带来的污染，减少了术后肺部并发症的发生；对免疫系统、内分泌系统和血液系统的干扰小，能够降低术后下肢深静脉血栓的发生率，有利于切口愈合和患者早期康复。但由于多数老年人椎间隙变窄，韧带纤维化或钙化，导致穿刺难度增加。

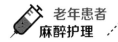

（1）老年患者椎管内麻醉的解剖及生理特点

老年患者椎间盘逐渐萎缩，椎间盘纤维化，弹性逐渐降低，椎间盘随年龄的增长而逐渐扭曲、压缩，厚度变小，椎体后间隙变窄。由于椎间盘变扁，黄韧带可发生弯曲，使椎间孔变小，脊椎关节发生结构改变，运动能力下降，弯曲度降低，导致麻醉时体位摆放困难。

随着年龄的增长，硬膜外间隙逐渐发生改变。椎间孔周围的结缔组织变得致密，硬膜外间隙的脂肪组织逐渐减少，导致硬膜外间隙的阻力降低。随着年龄的增长，椎管变得狭窄，可能导致硬膜外穿刺困难及局麻药扩散减慢。

老年患者常伴随腰椎管狭窄，蛛网膜颗粒变大，蛛网膜绒毛增大增多，椎间孔结缔组织增生。这些可导致腰骶部蛛网膜下间隙脑脊液容量相对减少，蛛网膜对药物的通透性增加，阻滞范围扩大。注入硬膜外间隙的局麻药产生的液压高，容易进入蛛网膜下间隙。

随着科学不断进步，超声引导椎管内麻醉也在临床中得到应用。越来越多智能超声设备出现，辅助麻醉医生进行椎管内麻醉。与传统方式比较，超声具有很多优势和临床应用价值：在关于定位困难者如患有中重度脊柱侧弯或既往有脊柱手术史等的一项临床试验中发现，在行椎管内麻醉前应用超声进行定位在解剖标志定位困难的患者身上具有明显优势[2]。有研究认为[3]，超声辅助椎管内穿刺可显著减少穿刺次数。耿姣等[4]也发现对于老年患者在椎管内麻醉前使用超声可以提高首次穿刺成功率，减少穿刺时间。

（2）蛛网膜下隙阻滞

老年患者因解剖、生理和药代动力学方面的多种改变，蛛网膜下隙阻滞时常表现为起效快、扩散平面广、阻滞时间长。因此应在严密观察下分次小量给药。

麻醉开始时一般会有不同程度的血压下降，这与患者的循环代偿能力、麻醉的范围和肌肉松弛程度相关，其主要机制为血管扩张。老年患者麻醉平面严格控制在 T_6 以下，坚决不能超过 T_4。

年龄对麻醉效果的影响会随麻醉药物的比重不同而不同，对高比重的布比卡因，麻醉平面随年龄增加而增加[5]。

麻醉前建立静脉通路，适当补充血容量。老年人麻醉用药剂量与年轻人相比应酌减 1/3~1/2。穿刺部位选择 L_3~L_4 或 L_2~L_3 间隙[6]，如果出现穿刺困难，可下移一个间隙，即取 L_4~L_5 间隙作为穿刺点。不推荐 L_2 椎体以上间隙穿刺[7]。

为避开老年硬化或钙化的棘上、棘间韧带，正中入路穿刺困难者，应采取旁正中法或侧入法穿刺[6]。

（3）硬膜外阻滞麻醉

穿刺方法：老年人由于棘上韧带钙化，脊柱弯曲受限，可采用旁入法[7]。老年患者中高位硬膜外阻滞麻醉穿刺点应比青壮年低 1~2 个节段。

老年患者穿刺难度大，血管脆性大，穿刺置管过程中可能会有损伤出血情况。应根据不同的出血量，采取不同的方法处理，出血多时应放弃麻醉，必要时保留导管引流，并严密观察出血情况，避免硬膜外血肿导致患者截瘫。

回抽没有脑脊液、血液后，在硬膜外间隙注入局麻药 2~3 mL，观察 5 分钟内有没有出现脊麻征象，并观察阻滞的效果及呼吸循环的变化。若无脊麻征象，测试麻醉水平，根据测试水平每 5 分钟注入局麻药 3~5 mL，直至达到满意的阻滞范围。硬膜外阻滞的麻醉平面随年龄增加而增加。阻滞的起效时间和强度也随年龄增加而增加，但用药剂量随年龄增加而减少。应采取分次小剂量的原则，试探性给药，摸索个体差异[6]。辅助用药的剂量也应该酌情减少。严密监测患者的呼吸及循环功能。

老年患者循环系统代偿能力弱，术前禁食导致血容量不足，麻醉开始前应建立静脉通路，适当补液。硬膜外注药前和注药后早期应特别重视血容量的补充，保持循环系统稳定[6]。老年患者上腹部手术麻醉平面要控制在 T_4 以下。临床上，老年患者硬膜外阻滞麻醉发生严重低血压的主要原因通常为阻滞范围过广及血容量不足，所以应及时补液，纠正血容量不足。术中应严密监测生命体征变化，加强呼吸的管理，防止出现缺氧和二氧化碳蓄积，预防和及时处理低血压和呼吸抑制。老年患者围手术期补液首选晶体液，有效循环血容量不足时，可使用胶体液扩容。对肾功能不全的老年患者，不推荐使用羟乙基淀粉补充血管内容量[2]。出现严重低血压时应及时使用升压药。心功能较差的患者应注意防止输液过多导致心力衰竭。

（4）腰麻 – 硬膜外联合麻醉

腰麻 – 硬膜外联合麻醉是一种新发展起来的麻醉技术，不仅具备腰麻的优点，还具备硬膜外麻醉的优点，具有起效迅速、效果好、用药少、延长麻醉时间、便于术后镇痛等优点。适合对下肢手术患者进行麻醉。裘剑波等[8]研究表明，采用小剂量局部麻醉药物，并严格控制麻醉平面与注药速度，在术中加强管理，腰麻 – 硬膜外联合麻醉应用于高龄患者经尿道前列腺电切术中的效果较为安全，相比于硬膜外麻醉，腰麻 – 硬膜外联合麻醉效果较为确切，具有优越性，可以将其作为高龄患者经尿道前列腺电切术的首选麻醉方法。

2. 全身麻醉

全身麻醉安全性较高、舒适、麻醉深度易于调控，有利于维持血流动力学的稳定性，发生严重并发症时能及时抢救处理。老年患者近年来全身麻醉比率呈升高的趋势。但老年人的各脏器功能随年龄增长而衰退，常合并各种慢性疾病，因此对麻醉医生的专业水平也提出了更高的要求。

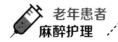
（1）麻醉诱导

老年患者的血管弹性发生改变，经常合并高血压及心脑血管等疾病，麻醉诱导时受药物的影响及气管插管应激反应，会导致血流动力学发生大幅度波动。如发生心率降低甚至心跳停止、心动过速、血压升高、心律失常等，应及时做出相应处理。在实施麻醉诱导前必须全面复习病史及麻醉、手术方案，及时检查麻醉仪器及物品的准备情况，确保老年患者能够安全平稳地进行麻醉诱导。

由于老年患者循环功能的脆弱性，麻醉诱导时应选择对循环抑制较轻的药物。如依托咪酯，尽管其能够抑制肾上腺素皮质功能，但对老年患者术后的转归无明显影响。若使用丙泊酚进行麻醉诱导，在开始诱导前，应首先给予小剂量缩血管药物，如去甲肾上腺素等预防低血压的发生，并且丙泊酚输注时应采取小剂量、缓慢、多次静脉注射或者分级靶控输注的方式，避免出现低血压。当睫毛反射消失或麻醉深度监测指标达到插管镇静深度，则表示达到了麻醉诱导的最佳剂量。如果诱导过程中出现低血压等循环抑制的表现，丙泊酚应先暂停，给予补液并调整缩血管药物的剂量等，待循环稳定后再继续给予丙泊酚直至达到插管镇静的深度；应谨慎使用即刻气管插管以刺激循环[2]。

由于老年患者贲门松弛，快速诱导容易导致反流、误吸，为保证患者安全，避免缺氧的发生，对于术前饱胃的老年患者和气管内插管困难的患者宜采用清醒和半清醒插管。在气管插管前先静脉应用少量麻醉性镇痛药（哌替啶、芬太尼等）或镇静催眠药（氟哌利多、咪达唑仑等），然后用 1% 的丁卡因或 2% 的利多卡因对患者咽喉部及气管黏膜处进行充分的表面麻醉。部分合并高血压或麻醉诱导偏浅的老年患者可能在诱导插管时出现血压急剧升高的情况，可应用吸入性麻醉药或者静脉注射少量丙泊酚控制血压后再进行插管操作。老年患者由于牙齿脱落，麻醉诱导时容易发生面罩漏气，可提前备好口咽通气道。对于术前伴有哮喘病史，2~3 周内有上呼吸道感染等高气道反应性的患者，为防止术中支气管痉挛的发生，麻醉诱导前可先静脉滴注甲泼尼龙 1~2 mg/kg 或者琥珀酸氢化可的松 100~200 mg[2]。

（2）麻醉维持

老年患者麻醉维持应当避免深度麻醉，并做好充分的镇痛，用最小的麻醉药物剂量达到最满意的麻醉效果。

老年患者术中机械通气时建议低潮气量 + 中度呼气末正压（5~8 cmH$_2$O）。低潮气量按标准体重的设定为 6~8 mL/kg，至少 5 cmH$_2$O 呼气末正压，吸入氧浓度低于 60%，防止发生吸收性肺不张。吸呼比为 1 :（2.0~2.5）。避免过度通气，及时调整通气参数，维持 PaCO$_2$ 40~45 mmHg。除常规血流动力学监测指标外，术中采取目标导向液体治疗联合预防性缩血管药物或限制性液体管理的方案。术中氧合指数 < 300 mmHg 时，

应对患者的肺通气、肺血管阻力及肺动脉压和心脏功能状态进行分析和处理。

老年肥胖的患者手术体位采取俯卧时，应使用腹部悬空、定期膨肺等措施来增加功能残气量，优化肺通气 / 血流比例，改善通气。应控制术中的腹内压 ≤ 20 cmH$_2$O，防止发生急性冠状动脉综合征。术中还应该注意及时清除呼吸道分泌物[2]。

术前心肌收缩功能障碍（射血分数 < 50%）的老年患者，术中应严密监测每搏量及心输出量，防止肺静脉淤血，甚至导致急性心源性肺水肿，使肺通气血流比例严重受损，从而影响肺氧合。

老年患者麻醉期间易出现心律失常如心动过速、房颤、室性期前收缩等，应积极查找原因，如缺氧、二氧化碳蓄积、麻醉深度、血容量、失血、电解质紊乱、心肌缺血等，对症处理。如不能改善，可考虑使用抗心律失常药物或电复律治疗。术中房颤的老年患者多为术前合并慢性房颤，此类患者宜由慢性房颤转为急性房颤。心肌氧供需失衡造成心肌缺血而致术中出现室性期前收缩的可能性大，此时应优化血流动力学指标，若室性期前收缩仍存在，可静脉给予利多卡因 1.5~2.0 mg/kg，仍无效可考虑胺碘酮，负荷剂量为 150 mg，输注时间不短于 15 分钟，然后持续输注胺碘酮 0.5~1 mg/kg，直到室性期前收缩消失。

老年患者围手术期的输液首选晶体液如乳酸钠林格，有效循环血容量减少时，可适当使用胶体液。对肾功能受损的老年患者，不建议使用羟乙基淀粉治疗。术前合并低蛋白血症的脓毒症患者，可以采用白蛋白进行液体复苏，将白蛋白水平维持在 30 g/L 以上。

考虑到异体血输注的近远期风险较大，老年患者应尽量减少异体血输注，血红蛋白 >100 g/L 时，无须输入红细胞悬液，血红蛋白 70~100 g/L 时，建议个体化地制订血液保护和输血策略[2]。非肿瘤患者术中大出血，可采用自体血回输，快速等容性血液回输等方法，肿瘤患者若发生术中大出血，应保证在全身基本氧供需平衡的前提下尽量减少异体血输注，可在术前对实体肿瘤采取介入方法减少其血液供应，从而减少术中出血的风险。氨甲环酸是常用的抗纤溶药物，手术开始前 30 分钟 ~1 小时使用可以部分减少输血。推荐剂量 15~20 mg/kg。在条件许可的情况下，输注异体血时应进行动态血红蛋白监测及凝血功能监测。

老年患者术中低体温是术后谵妄的危险因素。老年患者术中极易发生低体温，不仅导致术后切口感染、静脉血栓及术后苏醒延迟等风险增高，而且可能诱发心肌缺血，因此术中应常规进行体温监测，维持体温在 36 ℃以上，可采用暖风机、保温毯、输液加温仪等设备保温。

老年患者肝肾功能降低，对肌松药代谢减退，尽量使用最小剂量达到临床肌松要求。为防止肌松药残余导致并发症的发生，应选用中、短效非去极化肌松药。加强肌松监测，避免肌松药过度使用。尽量使用不经过肝肾代谢的肌松药，提倡肌松药药效自然衰减。

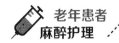
为有效避免围手术期外科相关炎性反应对血脑屏障的进一步损害，围手术期应积极实施抗应激和抗炎管理，并优化麻醉方案，使脏器功能损害程度降低。避免机体内环境出现紊乱，促进患者术后快速康复。在大型手术中，联合使用乌司他丁、糖皮质激素及非甾体抗炎药，减少液体向组织间隙转移，防止组织出现水肿，控制液体平衡。避免长时间的禁饮及灌肠导致肠道微循环紊乱。目前研究发现：全麻复合外周神经阻滞及右美托咪定，不仅可以抗应激，而且还能降低阿片类药物的剂量，有利于术后的快速康复。围手术期建议控制血糖浓度 < 10.0 mmol/L，以降低患者术后伤口感染等并发症的发生率。

老年患者常并存心、脑、肾及外周血管疾病，随着年龄增加，一些高危脏器的氧供对灌注压力（血压）依赖性增强，麻醉医生需要对全身的血流动力学指标进行调控，以保护高危脏器功能。

3. 局部浸润麻醉

局部浸润麻醉主要适用于体表短小的手术及有创性的检查和治疗。任何局麻药均可用于局部浸润麻醉。局部浸润麻醉是将局麻药注射于手术区的组织内，局麻药通过逐层浸润，有效阻断感觉神经末梢而获得深层麻醉效果。局部浸润麻醉的优点是麻醉效果较好，对机体的正常功能无影响，但因麻醉区域较小，局麻药用量较大，在做较大手术时，容易产生全身毒性反应。应注意，感染和恶性肿瘤的部位不应进行局部麻醉，以免扩散。

局麻药的选择依据手术情况而定。根据手术部位及手术时间，选择合适的局麻药种类与剂量，确保能够满足手术对局部浸润麻醉的要求。肾上腺素能够减少局麻药的吸收速率及峰浓度，延长局麻药的局部浸润麻醉的作用时间。以利多卡因最明显。当需要大范围的麻醉区域时，应对麻醉药物进行稀释后使用，利多卡因可被稀释到 0.3%，对局部浸润麻醉依然有效。

单纯实施局部浸润麻醉患者手术时处于清醒状态，如进行眼科手术时，患者可能产生严重心理反应及应激反应，直接降低耐受性，导致血压升高、心率增快，影响手术效果。做好患者的心理护理，能有效降低患者的应激反应，缓解不良心态。

随着年龄增长，机体的肌肉减少、脂肪增加，身体的水分也相应减少。这些生理变化对脂溶性局麻药的分布会产生影响，表现为分布容积增加及清除时间延长。机体对局麻药的作用敏感性增加，使老年患者对局麻药的耐量降低，因此，老年患者进行局部浸润麻醉时应减少局麻药的用量，采用最低有效浓度。

局麻药的清除与组织血流量、血浆蛋白的结合率、药物的生物转化和排泄相关，不依赖于给药途径。大部分局麻药代谢后排出体外，仅 1%~6% 的局麻药是以原形的方式从尿中排出，酰胺类局麻药主要经过肝脏清除。肝脏清除的能力依赖于肝脏清除率，而肝脏清除率又主要取决于血浆蛋白结合率。具有高肝脏清除率的药物如利多卡因、甲哌卡因等的清除主要决定于肝血流量，而低肝脏清除率药物如布比卡因、依替卡因的清除主要决定于游离药物浓度。酰胺类局麻药的清除由高到低顺序为罗哌卡因、利多卡因、甲哌卡因、布比卡因。

4. 周围神经阻滞

周围神经阻滞麻醉是在神经干、神经丛、神经节的周围注射局麻药，阻滞冲动传导，使受它支配的区域产生麻醉作用。目前，周围神经阻滞已成为麻醉技术的重要组成部分。在手术中，周围神经阻滞可与镇静和全身麻醉联合使用。外周神经阻滞技术可以对外周伤害性疼痛刺激的传入进行有效地阻止，同时能够对中枢敏化起到抑制作用，由此可见，在四肢手术开展的过程中，外周神经阻滞技术的有效实施对麻醉效果具有十分重要的影响，其不仅可满足手术麻醉需求，同时可减少手术应激反应的出现。

绝大多数局麻药可应用于神经阻滞，如利多卡因、罗哌卡因、甲哌卡因、丁卡因、布比卡因、普鲁卡因等。根据手术时间的长短选择合适的局麻药物。使用时剂量遵循个体特异性的原则，且在安全范围内使用。部分局麻药可使用的最高浓度不适用于周围神经阻滞，最低浓度可能会导致运动神经阻滞的不完全。因此，0.25% 和 0.75% 的布比卡因、0.5% 和 2% 的利多卡因、0.5% 和 2% 的甲哌卡因不建议使用。一般会在局麻药中加入肾上腺素以改善起效时间，降低局麻药的摄取，延长作用时间。局麻药中过早加肾上腺素会使 pH 降低，药物的离子化程度提高，离子化分子不能迅速通过神经膜，从而使局麻药起效时间延长，因此肾上腺素应在阻滞时加入，不宜过早。肾上腺素也不宜应用于肢端及阴茎阻滞麻醉中，易导致组织缺血。

随着科学的发展，超声引导下行周围神经阻滞麻醉技术得到广泛应用。超声的使用也使得周围神经阻滞更加的安全，成功率更高。有学者研究发现[9]，与传统颈丛神经阻滞相比，超声引导下实施颈丛神经阻滞的患者阻滞后的心率与血压波动更小，同时取得更为满意的麻醉效果。超声引导下阻滞麻醉可使阻滞的成功率由 78% 上升至 94%，使用神经刺激仪，则可使神经阻滞的成功率进一步得到提升，还可以降低神经损伤率，减少局麻药物的使用量[10]。也有学者通过研究报道称[11]，与传统的蛛网膜下隙阻滞相比较，神经刺激仪引导开展的下肢神经阻滞更为安全可靠，它对患者机体血流动力学影响更小，还使术后镇痛管理的效果得到提高，且术后恶心、尿潴留、低血压等并发症发生较少，无须患者禁食。

（潘维敏　逄春霞　彭茜茜　张彬彬）

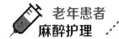
第二节　麻醉期间监护

一、麻醉期间监测

（一）常规监测

老年患者常规监测包括以下内容。

（1）5导联心电图：Ⅱ导联有利于发现心律失常，V_5导联有利于及时发现心肌缺血。

（2）血压监测：无创血压/有创动脉血压。

（3）血氧饱和度。

（4）体温：所有老年患者均需监测体温。

（5）呼吸：包括呼吸的频率及节律。

（6）尿量：适用于脆弱心功能的患者、老年患者实施大手术需指导液体管理时。

对机械通气的老年患者，除上述监测项目外还需监测：潮气量、气道压、吸入氧浓度、呼气末二氧化碳分压、麻醉气体吸入和呼出的浓度等。

老年患者容易发生术后谵妄及认知功能障碍，对于大手术的老年患者，建议术中进行脑电监测及肌松监测。使用脑电双频指数监测能够减少术中麻醉药物的用量，加快术后麻醉苏醒，减少恶心、呕吐等并发症，有效降低术后谵妄的发生，减少围手术期并发症，加快术后恢复。肌松监测能够减少老年患者围手术期并发症，当使用非去极化肌松药及腹腔镜深肌松时，如有条件，可行肌松监测。

（二）脆弱脏器功能监测

1.脆弱肺功能患者早期监测

随着年龄的增长，老年患者的肺功能逐渐衰退，术前合并慢性呼吸系统疾病的老年患者或近期患有急性呼吸系统疾病的患者，肺功能会进一步受损。早期预警指标如下。

（1）气道压：全麻机械通气潮气量相对恒定时，由于麻醉、手术因素、药物因素的作用，老年患者气道压更易因气道痉挛、肺容积的改变如体位改变、气腹、单肺通气、胸廓塌陷及肺组织积聚液体造成肺含水量增加等因素而升高。应及时查找原因，并做出处理。患者气道压力一般 < 20 cmH$_2$O。

（2）呼气末二氧化碳波形及呼吸末二氧化碳分压监测：呼吸末二氧化碳分压正常值为 30~40 mmHg，略低于 $PaCO_2$。

1）老年患者低体温易导致苏醒延迟，呼气末二氧化碳分压降低，峰相延长，应及时采取保温措施。

2）患者若发生支气管痉挛，气道压上升，呼气末二氧化碳波形呈梯形改变，结合肺部听诊即可以明确诊断，可应用肾上腺素 5~50 μg 经静脉分次给予糖皮质激素进行治疗。

3）如果患者呼气末二氧化碳波形消失，气道压力骤升，并且肺部没有呼吸音，这时可诊断为静默肺，应迅速使用肾上腺素及糖皮质激素进行治疗。

4）老年患者经常合并慢性气道或肺部疾病，术中进行二氧化碳气腹时，可造成高二氧化碳血症，呼气末二氧化碳分压大幅增高，呼气末二氧化碳分压无法准确反映 $PaCO_2$，此时需要通过监测动脉血气校准通气水平是否合适。

（3）氧合指数监测：氧合指数是动脉氧分压 / 吸入氧浓度，正常值 >300 mmHg。氧合指数能够对肺通气的功能及心肺交互效应进行综合评定。如果术前正常，术中氧合指数 < 300 mmHg，应及时进行病因诊断，早发现、早干预，以降低患者呼吸系统并发症，争取患者术后早期脱机，加快患者术后苏醒。

（4）呼吸频率与节律监测：对于非机械通气患者及拔管前患者，应进行充分的肺功能综合评估。老年患者的呼吸中枢易受到麻醉药物的残余效应影响而导致氧合较低，老年患者气管拔管前可通过观察呼吸的频率及节律、呼气末二氧化碳波形，评估有无镇静、镇痛药物或肌松药残余效应导致的呼吸抑制、呼吸暂停，来判断拔管时机是否合适。

2. 脆弱心功能监测

老年患者常合并多种心血管疾病，导致老年患者围手术期出现心脏功能降低，造成老年患者对心律失常、低血压、容量负荷等事件的敏感性增加，使围手术期心、脑、肾并发症发生率上升，严重者可出现心搏骤停。早期预警指标如下。

（1）心电图

心电图的监测对围手术期心率 / 心律异常及心肌缺血的诊断具有重要的意义。对于脆弱心功能的老年患者，如合并冠心病等，除维持全身氧供需平衡外，还需优化血流动力学指标维持心肌的氧供需平衡。即围手术期应维持较慢心率，即基线心率 ±20%，心动过缓（心率 < 50 次 / 分）或心动过速（心率 >100 次 / 分）时，应及时查找原因，并给予正确处理。谨慎应用 β 受体阻滞剂。术中心律失常多见于室性期前收缩、阵发性室上性心动过速、房室传导阻滞及房颤等，出现心律失常时应查看患者有无基础疾病，结合术中状况及麻醉因素进行分析。心律失常导致术中血流动力学不稳时应及时进行干预，避免严重心血管事件发生。对怀疑有心肌缺血患者，采用 5 电极双导联系统 II +V₅ 导联（其中 II 导联有利于发现心律失常，V₅ 导联有利于及时发现心肌缺血），能发现大部分标准 12 导联心电图检测的异常。及时分析原因，逆转血流动力学的不稳定状态。不可盲目应用扩张冠状动脉的药物，以免导致心肌氧供需平衡恶化。通过术中及术后检测血清肌钙蛋白含量可证实术中发生的心肌缺血等心血管事件是否已经对心肌造成损害。血清肌钙蛋白浓度 > 0.04 μg/L 表示已经发生心肌损伤，当血清肌钙蛋白浓度 > 0.4 μg/L 时应警惕患者发生急性心肌梗死，此时需结合临床症状与体征加以判断，并进行及早干预。

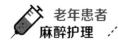
（2）血压监测

对于术后风险增加的老年患者，为了减少术后重要脏器的损害，应进行严格的血压控制。术中收缩压宜控制在术前平静血压的 ±10% 内，平均动脉压维持在 65~95 mmHg，或者根据术前血压的基线水平制订个体化控制目标。对于合并脑卒中病史、短暂性脑出血发作病史及中重度颅脑血管畸形的患者，术中除维持全身氧供需平衡外，血压宜维持在平静状态血压的基线水平至基线血压的 120% 的范围。防止潜在的围手术期低灌注性脑缺血，避免急性脑梗死的发生。维持血压可选择连续输注去氧肾上腺素、甲氧明或者去甲肾上腺素等缩血管药物。对于合并肾功能不全或血液透析治疗的患者，术中除维持全身氧供需平衡外，血压宜维持在术前平静状态的水平，并严格控制液体入量，避免胶体液的输入，维持血流动力学稳定。合并肝硬化等脆弱肝功能的患者，多重原因可能会导致患者全身血容量增加、血管张力下降、肺含水量增加，表现出全身高氧供、低氧耗状态。全身麻醉下患者不仅上述情况恶化，还可能会出现顽固性低血压，造成肾脏的进一步损伤。此时可给予缩血管药物预防顽固性低血压[2]。

（3）心脏前负荷监测

可以采用每搏量变异度（stroke volume variation，SVV）、收缩压变异度（systolic pressure variation，SPV）、脉压变异度（pulse pressure variation，PPV）、脉搏灌注变异指数（pleth variability index，PVI）及液体反应性指标（液体冲击试验△ SV）来实施目标导向液体治疗（goal-directed fluid therapy，GDFT）。窦性心动过速、房颤、严重心脏瓣膜疾病、心脏解剖结构明显改变的心脏疾患及严重的肺部疾患等都会影响 SVV 及 PPV 反映心脏容量状态的准确性。应联合经胸 / 经食管超声心动图共同监测指导液体管理。需要注意的是将老年患者围手术期的心率控制在基线心率的 ±20% 范围，是能够准确反映循环系统容量状态的重要前提。

（4）心输出量及每搏量监测

每搏量指数（stroke volume index，SVI）是反映心脏射血功能的金标准。每搏量指数正常值为 25~45 mL·kg^{-1}·m^{-2}，但对于老年患者，特别是合并高龄、陈旧性心肌梗死、既往有心力衰竭等的老年患者，术前的每搏量及心输出量（SV 及 CO）正常值均低于成年人的范围。因此，术前可以进行超声心动图的检查，测定 SV 及 CO 的值，作为个体化基线值供术中参考。老年患者前负荷不足、心脏收缩 / 舒张功能异常等因素可能使 SV 及 CO 低于术前基线值，应该进行容量指标监测排除容量不足因素，怀疑心脏收缩 / 舒张功能异常时应对患者进行病因及病理生理学分析，针对个体患者进行针对化的处理。微创及无创心功能监测设备可用于术中每搏量与心输出量的监测。Swan-Ganz漂浮导管对混合静脉血氧饱和度和肺动脉压、肺血管楔压及肺血管阻力的监测具有特异性。心肺移植等病情危重的患者如果需要在每搏量与心输出量监测的基础上还需要监测以上特异性指标，可以使用 Swan-Ganz 漂浮导管。

（5）混合静脉血氧饱和度及上腔静脉血氧饱和度监测

混合静脉血氧饱和度是反映全身氧供需平衡状态的指标，其正常值是 60%~75%，一旦患者混合静脉血氧饱和度低于 50%，预示着患者的全身氧供需状态严重失衡，此时应及时分析影响氧供及氧耗的因素后加以纠正，避免由于全身氧供需失衡而导致代谢性酸中毒及脏器功能衰竭的发生。

上腔静脉血氧饱和度由中心静脉（上腔静脉）导管获得，正常值在 70% 以上，它可以替代混合静脉血氧饱和度反映全身氧供需平衡状态，若上腔静脉血氧饱和度低于70% 应及时查找原因，尽快逆转全身氧供需失衡。

3. 脆弱脑功能监测

对于脆弱脑功能的患者和高危手术，实施连续无创动脉血压监测或连续有创动脉血压监测；综合评估手术大小、手术时间、创伤程度、失血量、心功能状态，决定是否需要实施功能性血流动力学监测指导下的目标靶向液体管理；术中实施 GDFT 联合预防性使用缩血管药物严格控制术中血压，将脆弱脑功能患者的术中血压维持在术前平静状态血压的基线水平至基线血压的 120% 范围；应将高危患者的血糖控制在7.8~10.0 mmol/L；脑卒中高危患者应避免低碳酸血症。一些无创脑氧饱和度监测技术如近红外光谱无创局部脑氧饱和度监测及经颅超声多普勒监测等能够改善脑供需平衡。对于不合并严重运动障碍的四肢手术的患者建议选择区域麻醉以降低发生围手术期脑卒中的风险，必须实施全身麻醉的脆弱脑功能患者，应该在麻醉深度监测下维持合适的麻醉深度，实施个体化脑功能保护策略。

（邱燕妮　曲晓燕　张　云）

第三节　术中患者人文关怀

护理人文关怀是护理人员在护理活动中用人道主义精神，对患者的生命健康、权利需求、人格尊严进行真诚的关怀和照护。老年患者人文关怀是在患者生理－心理－医学模式的基础上形成的一种新的护理方法。在手术室护理中融入人文关怀理念，是现代社会发展、人民生活质量水平不断提高的必然结果。老年人不同于青壮年，存在许多基础性疾病，对手术的耐受力相对较差，同时对护理质量要求更高，因此有必要在手术室护理中引入人文关怀理念，以改善护理效果。全面了解患者生理、心理护理需求，为患者提供精神支持、情感传递，对减轻患者术中应激反应，维持生命体征稳定，辅助手术治疗有着重要的意义。

术中人文关怀护理要求护士积极关注老年患者的心理健康状况，及时疏导老年患者的不良情绪。老年患者由于对自身的疾病不了解、对麻醉及手术的恐惧感，导致患者心理情绪改变非常大，产生强烈的、持久的紧张情绪。这种紧张情绪使老年患者产生过度的应激反应，扰乱正常生理活动，使患者出现生理功能障碍，加速老年患者疾病的发展，导致重要脏器的储备功能进一步减少，严重者导致脏器功能衰竭，极易出现麻醉意外及严重并发症。

1. 护理人员应树立人文关怀的理念

护理人员应将人文关怀渗透到日常工作的每个环节。热情服务，友善、真诚地对待每一个患者，让老年患者感受到被尊重、被关怀、亲人般的温暖。

2. 人文关怀在手术室的体现

（1）患者进入手术室后，应避免颠簸、碰撞等，麻醉医生及护士应微笑并主动以友善热情的态度与患者沟通，向患者自我介绍，转移患者注意力，使患者保持心境平和。可介绍手术成功案例，增强患者信心，缓解焦虑情绪。护士应以亲切轻柔的语言、温和的语速、关怀的眼神与患者进行交流。同时，以握手等方式进行情感传递与精神支持。

（2）控制手术室温湿度和光线，并严格落实"三方核查"。保持手术室温度适宜，必要时给予患者保暖措施，应注重声音、光线、色彩、室内温度及湿度、气味等因素，给患者一个舒适的环境。

（3）可征求患者意见播放舒缓的轻音乐，分散患者注意力。时刻关注患者的神情举止，术中避免不必要的嘈杂声，尤其是大声喧哗及与手术无关的交谈，以免引起患者的不信任及负面情绪。应避免对患者病情进行不必要的讨论。

（4）麻醉过程中全程陪伴，鼓励患者有任何不适感及时告知。

（5）注意减少不必要的暴露，保护患者的隐私。

（6）术中注意保护患者肢体免受损伤，应用肌松药后，患者保护性姿势及肌肉对抗过度牵拉的作用消失，容易引起损伤，如臂丛神经损伤、关节脱位等。

（7）老年患者体温调节功能下降，术中应给予患者保暖措施，预防低体温的发生，可使用暖风机、输液加温仪等仪器。

（8）手术结束后，告知患者手术成功，给予患者鼓励及祝贺。鼓励患者表达自己的感受，对患者主动配合护理操作给予表扬。

（9）麻醉苏醒后主动对患者进行疼痛评估，询问患者感受，及时采取措施为患者减轻疼痛等不适感。及时清除患者口腔分泌物，解除患者的不良刺激，给患者提供术后舒适的感觉。

（10）术后给予功能锻炼指导，并多鼓励肯定等。

3. 人文关怀在老年患者麻醉细节中的体现

术中的人文关怀不仅体现在护理人员对老年患者生命的关爱，还体现在麻醉选择和实施的具体细节上。

（1）在麻醉选择上，随着超声技术的普及，区域神经阻滞复合全麻得到推广，减少了老年患者全身麻醉药物的用量，避免了老年患者术中血流动力学急剧波动的情况，使术后并发症显著降低，缩短了住院时间。

（2）加强术中麻醉监测，维持适宜的血流动力学参数，维持老年患者内环境平稳，优化术中全麻用药。老年人肝肾功能衰退，麻醉药物代谢缓慢，首选对患者肝肾功能影响小的麻醉药物，比如肌松药可选择顺阿曲库铵，镇静药选择依托咪酯等。

（3）加强术中保温。由于老年患者感觉系统和代谢功能衰退，体温中枢调节能力降低，加之手术室内温度较低，术中输液输血温度可能低于体温，大量低温液体冲洗体腔，加之手术时间过长等，极易发生体温过低甚至苏醒延迟，因此术中输血输液时应使用输血输液加温仪等对液体进行加热。

（4）采取适当的液体治疗策略。控制好液体出入量，监测好尿量、出血量，可采用 Flo Trac/Vigileo 监测技术指导患者术中液体治疗。

（5）控制合适的血糖水平[2]。推荐围手术期血糖控制在 7.8~10.0 mmol/L，不建议控制过严。正常饮食的患者控制餐前血糖 ≤ 7.8 mmol/L，餐后血糖 ≤ 10.0 mmol/L。

（张　倩　冉秀华　单明霞　邵　群）

参考文献

[1] 朱鸣雷，黄宇光，刘晓红，等 . 老年患者围手术期管理北京协和医院专家共识 . 协和医学杂志，2018，9（1）：36-41.

[2] 中华医学会麻醉学分会老年人麻醉与围手术期管理学组，国家老年疾病临床医学研究中心，国家老年麻醉联盟 . 中国老年患者围手术期麻醉管理指导意见（2020 版）

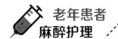

（二）. 中华医学杂志，2020，100（33）：2565-2578.

[3] SRINIVASANK K，IOHOM G，LOUGHNANE F，et al. Conventional landmark-guided midline versus preprocedure ultrasound-guided paramedian techniques in spinal anesthesia. Anesth Analg，2015，121（4）：1089-1096.

[4] 耿姣，陈宣伶，王雪冬，等 . 超声辅助定位可提高老年患者椎管内麻醉一次穿刺成功率 . 中华医学杂志，2016，96（43）：3459-3463.

[5] 王国林，李文硕 . 老年麻醉学 . 天津：天津科学技术出版社，2003.

[6] 刘怀琼，葛衡江，邓小明 . 实用老年麻醉学 . 北京：人民军医出版社，2001.

[7] 陈杰，缪长虹 . 老年麻醉与围手术期处理 . 北京：人民卫生出版社，2016.

[8] 裘剑波，赵清振，仲琴，等 . 腰麻 - 硬膜外联合麻醉和硬膜外麻醉在高龄患者经尿道前列腺电切术中的价值比较 . 临床军医杂志，2010，38（3）：377-379.

[9] 张小林，李坤，李文辉，等 . 超声联合神经刺激仪引导下周围神经阻滞的安全性探讨 . 影像研究与医学应用，2018，2（24）：164-165.

[10] 何秀利，蔡涛，成阳洋，等 . 周围神经阻滞与单纯尖部浸润麻醉在前列腺穿刺中的镇痛效果比较 . 临床超声医学杂志，2020，22（1）：79-81.

[11] 宋俊，张旭 . 超声引导下前列腺周围神经阻滞麻醉在前列腺穿刺活检中的应用效果及安全性 . 临床医学研究与实践，2019，4（29）：108-110.

第七章 老年患者麻醉后护理

第一节 麻醉后恢复室内老年患者护理

一、麻醉后恢复室转入指征与收治流程

1.转入指征

原则上所有接受麻醉（包括全身麻醉、局部麻醉和区域麻醉）的老年患者手术后均需在麻醉后恢复室（post anesthesia care unit，PACU）内观察一段时间，方可返回病房。

2.收治流程

患者转运前，手术室护士应电话通知PACU医护人员，告知患者的情况及转运时间。PACU护士根据患者病情备好心电监护、呼吸机、有创监测、吸引装置等，制订患者监护计划，并为患者分配具有相应护理能力的责任护士。

转运前麻醉医生应该对患者的病情进行正确评估，判断是否适合转运。转运时由麻醉医生、外科医生、巡回护士共同护送患者到PACU，搬运时应密切观察患者病情，防止各种导管脱出。转运途中应给予患者持续吸氧，使用便携式监护仪对患者进行适当的监护与生命支持。转运途中应密切监测患者的意识、呼吸及循环状态，保持呼吸道通畅，保护患者隐私，注意保暖等。

患者转入PACU后，麻醉医生应再次评估患者的状态，并向PACU医护人员详细交接患者的情况，包括患者疾病史、术前及术中的用药情况、麻醉及手术的详细情况、术后并发症、患者目前的状况及注意事项。

PACU医护人员接收患者后，连接多功能心电监护仪，对患者进行再次评估。持续监测患者的血压、脉搏、呼吸、血氧饱和度等，重点监测气道通畅情况、呼吸频率、血氧饱和度、血压、呼气末二氧化碳及有无心律/心率异常。及时了解患者呼吸、循环系统功能及器官的灌注状态。对患者进行保护性约束，防止坠床或擅自拔出各种导管。

二、常规监测与护理

患者入PACU后应及时、连续地监测评估和记录各项指标，并做好下列各项护理。

（1）患者的体位和安全需要：未清醒者给予去枕平卧位，如有呕吐，将患者头部侧向一边，防止呕吐物误吸；采取功能性体位；对于未清醒患者加强环境保护措施如护栏及保护性约束，防止患者坠床。

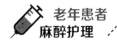
（2）体温监测及记录：手术时间较长、大量输入冷的液体、手术室环境温度过低、出血、大量体液丢失、手术暴露范围较大、术中大量腹腔冲洗等原因所致的低体温容易诱发寒战、循环障碍及苏醒延迟等，老年患者应尤其重视。入 PACU 后及时测量体温，体温低于 36 ℃者及时给予保暖措施，注意患者的保暖，控制室温在 24~26 ℃，输血、输液经过加温器处理，使液体温度保持在 38 ℃，避免寒战的发生[1]，复温后及时关注患者体温恢复情况。

（3）循环系统：心电监护持续监测心率、心律、脉搏、血压、血氧饱和度是否正常，如有异常，应及时与术前进行对照，通知麻醉医生，并遵医嘱处理。维持循环系统稳定，保持输液管路通畅，准确记录出入量。必要时进行有创 / 无创血压及中心静脉压等的监测，持续全面掌握患者病情及各项监测指标如进行血气分析、胸部 X 线片、血生化、血 / 尿常规、细菌培养等检查。若患者麻醉恢复期出现高血压、低血压、心律失常及循环功能不稳定等情况，应积极寻找原因及时通知医生进行处理。麻醉恢复期患者高血压比较常见，除术前患者合并高血压外，主要原因有患者切口疼痛、不能耐受气管导管刺激、低氧、躁动等，经过适当的镇痛及镇静，清醒后拔出气管导管后血压将逐渐平稳。

（4）呼吸系统：给予患者面罩吸氧或者人工气道正压通气（如呼吸机辅助呼吸）。有自主呼吸的老年患者常规面罩吸氧，无自主呼吸或自主呼吸不规律者给予呼吸机支持或者辅助呼吸，直至自主呼吸恢复良好。定时评估患者呼吸节律、幅度、双肺呼吸音、血氧饱和度、潮气量及每分钟通气量，必要时监测动脉血气分析及呼气末二氧化碳等。保持呼吸道通畅，及时清除呼吸道分泌物。老年患者的口咽部软组织较为松弛，麻醉后容易发生舌后坠，导致呼吸道梗阻。对于清醒的老年患者可鼓励并指导其正确咳嗽排痰，若痰液浓稠且无法顺利排出，可通过叩背和雾化吸入等方式帮助患者排痰。老年患者麻醉苏醒期，需要维持平稳复苏并严格把握患者的拔管指征。

（5）肾功能：主要监测尿量，观察尿液的颜色、量并做好记录。

（6）神经系统功能监测：观察患者意识状态、定向力恢复情况、瞳孔大小、是否对称，对光反射是否正常，肢体的感觉和活动度、肌力，必要时监测患者脑氧饱和度及颅内压等。

（7）手术部位的情况：注意敷料有无渗血、渗液及切口的情况。

（8）导管护理：妥善固定各种导管。观察引流管有无扭曲、打折、漏气，引流是否通畅，保证引流安全有效；观察引流液的性质、颜色及单位时间内引流量。

（9）液体护理：仔细查看患者的输液通路及液体名称，静脉管路是否妥善固定，输液部位的皮肤血管情况、液体输注的量和滴速等。

（10）皮肤的护理：交接班时常规翻身查看皮肤状况，观察皮肤的颜色，尤其是末端肢体及受压部位皮肤的颜色，做好减压措施，定时翻身，及时更换潮湿的床单，防止皮肤压力性损伤的发生。

（11）疼痛评估：患者清醒后及时进行疼痛评估，若疼痛评分为中度及以上，应及时进行非药物干预，必要时通知医生给予药物治疗。并在实施干预措施后及时复评。

（12）用药护理：患者在PACU内需用药时，应遵医嘱进行处理如应用正性肌力药、抗心律失常药及血管活性药等。注意使用时严格进行查对和无菌操作。

三、转出指征与转运交接

1. 老年患者PACU转出指征

患者转入普通病房的标准常参考Steward苏醒评分[2]（表7-1）。Steward苏醒评分从清醒程度、呼吸道通畅程度及肢体活动程度评估患者，分值≥4分可以转往病房。老年患者推荐使用改良Aldrete评分[3]（表7-2）。改良Aldrete评分评估患者的意识、循环、活动力、血氧饱和度、呼吸5个方面，分值≥9分可以转往病房。此外，还应考虑患者的体温、疼痛程度、镇痛药物使用及不良事件（如恶心、呕吐、出血等）发生情况，一般中心体温在36℃以上，镇痛有效[静息数字评定量表（numerical rating scale，NRS）疼痛评分≤3分]，最后一次镇痛药物使用（静脉或硬膜外）时间≥15分钟，没有发生明显的不良事件方可返回病房。

表7-1 Steward苏醒评分

项目	表现	评分
清醒程度	完全清醒	2分
	对刺激有反应	1分
	对刺激无反应	0分
呼吸道通畅程度	可按医师吩咐咳嗽	2分
	不用支持可维持呼吸道通畅	1分
	呼吸道需予以支持	0分
肢体活动程度	肢体能做有意识的活动	2分
	肢体无意识活动	1分
	肢体无活动	0分

表7-2 改良Aldrete评分

项目	表现	评分
意识	完全清醒	2分
	可唤醒	1分
	无反应	0分
循环	全身血压波动幅度不超过麻醉前水平的20%	2分
	全身血压波动幅度不超过麻醉前水平的20%~49%	1分
	全身血压波动幅度超过麻醉前水平的50%	0分

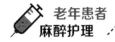
续表

项目	表现	评分
活动力	按指令移动四肢	2分
	按指令移动2个肢体	1分
	无法按指令移动肢体	0分
SpO₂	呼吸室内空气，$SpO_2 \geq 92\%$	2分
	需辅助给氧，维持 $SpO_2 > 90\%$	1分
	即使辅助给氧，$SpO_2 < 90\%$	0分
呼吸	能深呼吸和随意咳嗽	2分
	呼吸困难	1分
	呼吸暂停	0分

注：SpO_2 为脉搏血氧饱和度；上述 5 项总分为 10 分，当患者评分 ≥ 9 分，可考虑转出 PACU。

2. 转运交接

患者转出 PACU 时应电话联系转入科室，使其做好接收患者的准备工作，由 1 名麻醉科医务人员与 1 名手术医师共同将患者安全转运至病房。途中携带必要的抢救及监护设备如便携式监护仪，对患者进行适当的监护。转运过程中注意观察病情，防止患者躁动、恶心及呕吐、呼吸抑制、坠床、导管脱落等。待患者转入病房后，给予患者吸氧、心电监护及安置各种导管。安置妥当后，麻醉医生与 PACU 护士分别与病房医护人员进行交接。

（1）麻醉医生与病房 / 重症监护室医护人员交接内容

1）患者一般情况：包括患者姓名、年龄、术期简要病史、麻醉方式及麻醉中情况、手术方法及手术中的意外情况等。

2）术中失血量、尿量、输血及输液量，结合患者的心率、动脉压、中心静脉压及尿量等，交接患者目前的容量状态。

3）术中的化验结果：如血气分析、血常规、血糖等。

4）麻醉恢复期患者的病情变化及特殊处理措施：如疼痛、躁动、尿管刺激、寒战等。

5）各种导管的交接：如中心静脉导管、气管插管、胸腔或腹腔引流管、胃肠减压管等。

6）患者目前的状态和估计可能发生的并发症。

（2）PACU 护士与病房 / 重症监护室护士交接内容

1）交接患者的术前诊断、手术名称，患者目前的意识状态。

2）交接动静脉管路，查看穿刺部位有无红肿、外渗，标识固定是否规范，管路是否通畅，目前输注的液体名称，查看液体质量。

3）交接术区敷料是否干燥，有无渗血渗液，交代各种导管名称、位置（有置入深度的需交代置管深度），共同确认导管固定妥善、标识规范，导管是否通畅，以及引流液的颜色、性质、量等，胸腔闭式引流瓶需观察引流管连接是否紧密及引流瓶水柱波动情况。

4）交接有无手术带药。

5）交接患者皮肤情况，查看术中易受压部位皮肤有无压力性损伤。

6）交接患者资料如病历、物品（衣服、影像检查结果等）。

（邵田田　沈　倩　生春月　宋楠楠）

第二节　麻醉重症监护室内老年患者护理

一、麻醉重症监护室转入指征与收治流程

1. 麻醉重症监护室转入指征

（1）高龄、术前合并严重的重要脏器系统疾病、高危手术等，术后需继续呼吸、循环等支持与管理的患者。

（2）无严重系统性基础疾病但麻醉手术期间发生较严重并发症，如严重过敏反应、困难气道、休克、大出血等，经抢救后病情趋于稳定但需继续观察的患者。

（3）PACU苏醒延迟或病情不稳定，需进一步明确原因，继续观察的患者。

（4）手术或其他原因需进一步观察并发症情况，但未达到内、外科等重症监护治疗病房收治标准的患者。

（5）生命体征不稳定、暂时不适宜院内转运的患者。

原则上不收治适宜转入内科或外科等重症监护治疗病房、不可逆性疾病和不能从麻醉后监护治疗病房的治疗中获得益处的患者。儿科、心脏大血管外科、神经外科和血管手术患者，术后是否收治由各医疗机构根据实际情况确定。患者在麻醉后监护治疗病房期间，相关手术科室医生应进行日常查房，关注病情变化并及时处理可能存在的手术并发症。

2. 麻醉重症监护室收治流程

择期手术应由手术医生或麻醉医生建议。手术医生于术前一日向麻醉重症监护室（anesthesia intensive care unit，AICU）提出申请，AICU医生接到申请后应在当日前去检查患者，与手术医生讨论病情和有关事项，共同决定患者的收治。

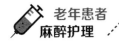
急诊手术患者和麻醉术中发生意外情况需要转入 AICU 者，由麻醉医生和手术医生协商后，通知 AICU，必要时 AICU 医生应去手术室接诊，决定患者的收治。麻醉医生与手术医生、巡回护士共同将患者护送到 AICU，并向 AICU 医生当面严格交接班并有交接班记录。

二、常规监测与护理

（1）各种监测技术如持续心电监护、有创 / 无创血压、中心静脉压监测等的实施，协助持续全面掌握病情及各项监测指标，必要时行血气分析、胸部 X 线片、血生化、血 / 尿常规、细菌培养等检查。

（2）维持体液内环境稳态（水电解质、酸碱度、渗透压等）。

（3）呼吸系统：加强呼吸道管理，注意气管插管吸痰的无菌操作，按需吸痰。定时翻身拍背，防止坠积性肺炎发生。评估患者呼吸节律及幅度、双肺呼吸音、血氧饱和度、潮气量和每分钟通气量，必要时进行动脉血气分析及呼气末二氧化碳的监测等。

（4）循环系统：维持循环系统稳定，循环衰竭的患者遵医嘱进行处理，如应用强心药、抗心律失常药及血管活性药等。

（5）观察识别早期麻醉及手术并发症，并协助医生进行处理。发现专科情况应及时通知外科手术医生，协助医生及时诊治。

三、转出指征与转运交接

1.AICU 转出指征

经治疗后生命体征平稳，重要脏器系统功能稳定，且经麻醉科主治及以上职称的医师评估可以转出的患者，应及时转出至普通病房。

经过 24 小时的治疗后，生命体征仍不稳定或存在较严重的脏器功能受损、较严重的并发症，经麻醉科和外科主治及以上职称的医师评估需继续密切监护治疗的患者，转入其他重症监护治疗病房继续诊疗。

2.AICU 转运交接

参考本章第一节 PACU 转运交接内容。

（宋晓燕　苏颖颖　孙明月　张　聚）

第三节　常见并发症观察与护理

一、麻醉相关并发症

（一）呼吸系统并发症

1.低氧血症

低氧血症的判断标准是患者在一个大气压下呼吸空气时血氧饱和度低于 90% 或 PaO_2 低于 60 mmHg[4]。老年患者肺功能下降，在各年龄组中，老年患者的术后低氧血症发生率最高。年龄和身体质量指数是低氧血症发生的独立因素[5]。吸烟 20 支 / 天、≥ 10 年的患者术后低氧血症的发生率是不吸烟或术期戒烟 8 周以上患者的 4 倍。此外，术前呼吸系统疾病是 PACU 严重低氧血症的诱发因素。≥ 3 小时的手术低氧血症的发生率明显提高。低氧血症的发生率和持续时间与麻醉时间呈正相关。应用舒芬太尼等镇痛药处理爆发痛引起的呼吸抑制，以及肌松药物残留均可导致 PACU 严重低氧血症的发生[6]。疼痛、伤口包扎过紧均可致限制性通气功能障碍。严重持久的低氧血症将给机体带来更加危重的损害，甚至危及患者的生命。术后 3 天内的低氧血症与术后 1 年的死亡率增加相关[7]。

患者发生低氧血症时，麻醉未清醒时可出现血氧饱和度下降、心率加快、平均动脉压升高、皮肤发绀，动脉血气分析表现为 pH 下降、PaO_2 下降。清醒患者呼吸有窘迫感，呼吸浅快，表现为鼻翼扇动、抬头伸颈、提肩、患者吸气时出现"三凹征"。

护理措施如下。

（1）预防措施

1）加强和规范术后检测：常规检测血氧饱和度，对于需要氧疗来维持血氧饱和度的患者还需检测呼气末二氧化碳分压。

2）早期识别术后发生低氧血症的高危患者，重点监护，及时处理。

3）多模式镇痛，减少阿片类药物的用量，以期降低阿片类药物对呼吸的影响。

4）氧疗：术后给予患者鼻导管吸氧或高流量面罩吸氧，术后吸氧利大于弊。

5）术期呼吸功能锻炼：术期即开始功能锻炼并坚持到术后。术后鼓励患者咳嗽、及时清理气道，必要时给予雾化治疗。

（2）治疗护理措施

1）病因治疗：有明确病因，应对因治疗，去除或减轻病因，逆转低氧导致的病理生理过程。拮抗阿片类药物导致的呼吸抑制和肌松药残留；带气管导管的老年患者出现低氧血症时应注意气管导管的位置及深度，听诊双肺呼吸音，及时清理呼吸道分泌物，可增加吸入氧浓度，并适当增加肺泡有效通气量。

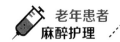
2）氧疗是治疗低氧血症直接而有效的措施，依据病情，选择鼻导管、面罩、持续呼吸道正压、无创正压通气及气管插管通气等。

3）呼吸锻炼：鼓励患者深慢呼吸锻炼，协助患者床上变化体位。

4）给予老年患者心理护理。

2. 上呼吸道梗阻

上呼吸道梗阻是老年患者术后常见麻醉并发症。围手术期常见表现为舌后坠和喉痉挛。舌后坠的主要表现为吸气性呼吸困难，不完全梗阻时表现为患者发出强弱不等的鼾声，可出现"三凹征"，完全梗阻时，鼾声消失，出现胸部和腹部呼吸运动反常及"三凹征"，呼吸动作虽然强烈，但为无效通气，无法探测到吸气流。喉痉挛的表现以喉鸣音为特征，声门未完全关闭时，可伴有刺激性呛咳。仅假声带痉挛时，出现不同程度的吸气性喉鸣；真假声带都痉挛时，声门仍未完全关闭，吸气相和呼气相均可出现喉鸣音；当声门完全紧闭时，呼吸音消失，无喉鸣音。患者可表现为口唇、甲床等处明显发绀；血氧饱和度进行性下降；血压升高，心率增快，进行动脉血气分析：可见患者 pH 降低，PaO_2 降低，$PaCO_2$ 升高。严重缺氧的患者会出现烦躁不安、神志恍惚、嗜睡，甚至昏迷。

引起呼吸道梗阻的常见原因有：① 全麻和（或）神经肌肉阻滞麻醉恢复不完全，加之老年患者舌根后坠阻塞咽后壁导致上呼吸道肌肉松弛；② 麻醉减浅后声门受到分泌物、血液或异物刺激（如吸痰、拔管）诱发喉痉挛；③ 咽部手术可引起喉头水肿，术后出血如颈部手术切口血肿压迫气道，气管手术、甲状腺或甲状旁腺手术、喉癌手术损伤双侧喉返神经使双侧声带麻痹，导致上呼吸道完全梗阻。

护理措施如下。

（1）立即解除呼吸道梗阻，保持呼吸道通畅。开放气道、及时清除气道分泌物或异物。舌后坠的患者可改变头颈部位置或体位，托下颌或置入口咽/鼻咽通气道。出现喉痉挛/支气管痉挛时，应减少刺激，轻提下颌，适当加深麻醉以缓解轻、中度喉痉挛。遵医嘱应用激素/支气管扩张剂，严重喉痉挛时紧急情况下可行环甲膜穿刺，必要时应建立人工气道如气管插管或气管切开。

（2）给予面罩加压吸氧。

（3）给予人工气道的护理，做好气道的湿化，观察气管内有无分泌物，按需吸痰。

（4）拮抗阿片类药物导致的呼吸抑制和肌松药残留。

（5）颈部手术出血导致气道梗阻时应立即通知手术医生，协助医生进行抢救治疗。

（6）双侧喉返神经损伤导致患者拔管后出现呼吸困难和窒息时，紧急情况下应协助医生行气管切开。

（7）严密观察患者病情，密切注意生命体征及神志的变化。

3. 通气不足

术后通气不足是指肺泡通气降低，而导致 $PaCO_2$ 升高。由于老年患者支气管黏膜上皮变薄、功能退化，咳嗽无力，呼吸道分泌物黏稠，各种应激反应能力下降，呼吸道清除分泌物的能力降低，呼吸功能恢复缓慢，使老年患者在麻醉手术后容易出现术后通气不足。

术后导致通气不足的常见原因有：肌肉松弛剂的残余作用或麻醉性镇痛药的使用、身体质量指数过高、切口疼痛、胸腹部手术的术后加压包扎过紧、气胸，以及术前合并的其他呼吸系统疾病等。术后通气不足可直接导致患者出现高碳酸血症，严重的肺通气不足患者可出现胸闷、气喘、呼吸困难、发绀，若未及时纠正，可进一步发展为烦躁不安、头痛、恶心、意识模糊、昏迷甚至死亡。

护理措施如下。

（1）吸氧。

（2）严密观察呼吸方式、频率及呼吸幅度，密切监测脉搏、血氧饱和度的变化。

（3）鼓励患者深呼吸、咳嗽。

（4）查找通气不足的原因。患者清醒后及时进行疼痛评估，如疼痛明显而无低氧血症，及时报告麻醉医生适当给予疼痛干预，减轻术后疼痛，改善呼吸运动。

（5）必要时给予肌松或镇痛药拮抗剂拮抗残余肌松药及麻醉性镇痛药的作用。

（6）病情允许时患者可取半坐卧位，使膈肌上移，以促进肺扩张，增加肺通气量。

（二）循环系统并发症

1. 低血压

老年患者心肌收缩力减弱，顺应性下降，心排血量下降，心脏代偿能力减弱，加上手术应激、术前禁食、术中失血，机体有效循环血容量减少，老年患者耐受性较差，麻醉恢复期易出现低血压，而过低的血压造成重要脏器灌注不足，导致出现脏器功能障碍，引起机体发生急慢性不可逆损伤，进而对患者短期及长期的术后转归产生严重的不良影响（如术后心肌损伤、急性肾损伤的发生，及使缺血性脑卒中的发生率升高等）。1 项包含 48421 例非心脏和神经外科手术的回顾性研究[8] 显示，术中低血压持续时间与术后脑卒中的发生率相关，低血压每持续 1 分钟，术后脑卒中风险约增加 1.3%。目前，临床上最常用的围手术期低血压的定义是围手术期收缩压 < 90 mmHg，平均动脉压 < 60 mmHg，平均动脉压或围手术期收缩压下降幅度超过术前基础血压的 20%（满足其中的一项即可定义为围手术期低血压）。

围手术期低血压主要有以下几个原因：术前长时间禁饮禁食、腹泻、呕吐，手术创伤和失血导致患者血容量明显不足；患者麻醉较深或麻醉药物的相互作用；心律失常导致患者心脏供血不足；患者发生过敏反应或输血反应导致全身血管扩张，毛细血

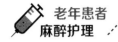

管通透性增加，致使大量体液渗入到组织间隙造成血压下降，感染导致的炎性因子释放引起感染性休克等。

麻醉医生在围手术期可采取目标导向循环管理策略，即用 GDFT 策略的理念和措施指导循环管理，同时通过联合应用血管活性药物维持循环系统的稳定，为液体平衡提供支撑，减少并发症。

护理措施如下。

（1）识别患者发生低血压的常见原因，给予对症处理。必要时可遵医嘱应用升压药。

（2）对术中采取控制性降压及限制性液体治疗策略的患者，术后积极评估循环容量状态。遵医嘱及时补充血容量如晶体液、胶体液，必要时输血。

（3）优化麻醉用药，考虑联合用药对血压的影响，对麻醉深度较高的老年患者，可遵医嘱适当应用拮抗药，维持良好通气。

（4）发生过敏反应或输血反应者，应立即停止输血，遵医嘱给予糖皮质激素治疗及抗过敏治疗。

（5）感染性休克患者，遵医嘱积极给予抗感染治疗。

2. 高血压

急性术后高血压指 2 级或 3 级高血压，收缩压 > 160~180 mmHg、舒张压 > 100~110 mmHg，或术后血压升高幅度大于术前基础血压的 20%。术后高血压会导致患者心脑血管意外发病率上升，术后认知功能障碍的发生率增加。老年患者术后高血压的常见诱因如下。① 术前因素：原发性高血压患者术前血压控制不理想或不合理停用降压药；合并嗜铬细胞瘤或原发性醛固酮增多症；血管病变、肾脏疾病。② 手术麻醉因素：血管外科、心胸外科、神经外科等手术；麻醉药物的影响；手术和麻醉时间。③ 术后因素：疼痛、各种机械刺激如气管导管、导尿管及引流管的不良刺激，吸痰拔管等操作时间过长；寒战、恶心、呕吐等不良反应；颅内压升高；缺氧或二氧化碳蓄积；液体输注过多；患者紧张、焦虑、恐惧、失眠等心理应激因素[9]。

护理措施如下。

（1）加强监护，密切观察患者的血压变化，生命体征一旦出现异常，应及时汇报医生，查明原因，尽早处理。避免发生高血压危象。

（2）识别可逆性或可治疗的诱因，对疼痛、低氧血症、尿潴留等诱发因素对症处理，及时缓解患者恶心、呕吐等不良反应。术中合理控制液体输入量，防止补液过多。

（3）确定患者基础血症，为降压治疗提高参考。推荐使用短效降压药物。

（4）对术前精神紧张的老年患者，麻醉清醒后应加强心理疏导，缓解紧张与焦虑情绪。

3. 心律失常

心律失常是全麻术后恢复期的常见并发症，临床表现主要为室性期前收缩、快速房颤等症状。老年患者器官衰老和生理功能减退，心脏功能储备、顺应性、自律性等均降低，相较于其他人群术后更容易发生心律失常。部分老年患者术前可能存在心传导系统的异常，心脏舒张、收缩功能受到影响，心脏负担增加，在术后应激状态下更易诱发心律失常。围手术期发生心律失常的常见原因主要有交感神经兴奋、低氧血症、高碳酸血症、电解质和酸碱平衡紊乱、心肌缺血、颅内压增高等。胸部肿瘤手术因手术范围大、时间较长、距离心脏较近等因素导致心律失常的发生率相对较高。而缺氧和二氧化碳潴留是导致胸外科手术后发生心律失常最常见最主要的原因之一。缺氧和二氧化碳潴留可使儿茶酚胺的释放量增加，而且呼吸节律的改变使肺的牵张感受器兴奋，均可诱发心律失常的发生。房性期前收缩和偶发性的室性期前收缩一般不需要处理，当出现恶性心律失常时，应在吸氧的同时查找原因积极治疗。

护理措施如下。

（1）连接心电监护，严密观察患者心电图变化情况，评估心律失常类型，及时报告医生，积极查找原因并遵医嘱处理。

（2）保持呼吸道通畅，吸氧，防止低氧血症。

（3）及时进行血气分析等纠正电解质及酸碱平衡紊乱。

（4）必要时遵医嘱应用药物治疗，如利多卡因、胺碘酮等。

（5）如发生阵发性室上性心动过速，患者血流动力学不稳定，可实施同步电复律进行治疗。

（三）神经系统并发症

1. 苏醒期躁动

苏醒期躁动（emergence agitation，EA）是全麻苏醒期比较常见的并发症之一，在麻醉恢复的早期，患者出现一些不恰当的行为表现如情绪激动、兴奋、不自主运动、反射性对抗、意识及定向力障碍等现象，往往同时伴有心率增快，血压升高[10]。EA多为自限性，持续时间虽然较短，一般在患者意识完全恢复后可自行缓解，但可能引发如手术切口裂开、术区出血、气道痉挛、心脑血管意外、导管脱出、坠床等严重的临床不良事件[11]。不仅增加了患者的痛苦，还导致患者二次手术及入住重症监护室的风险增加，影响患者预后[12]。患者通常可表现为粗暴的动作和强烈或激动的情绪。

EA的危险因素[13]主要有患者因素及手术麻醉因素。患者ASA分级较高，合并高血压、糖尿病，有吸烟酗酒史，术前焦虑的患者更容易发生EA；手术麻醉方面手术时间较长、导尿管的刺激、镇痛不足、使用催醒药、使用静吸复合麻醉维持的患者EA的发生率升高。

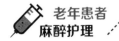

首先应针对原因采用相应的处理措施,如适时拔除气管导管,充分给氧、镇静镇痛等。护理措施如下。

（1）苏醒期尽量消除不必要的伤害性刺激,停止麻醉后减少刺激性操作（如吸痰、更换敷料、疼痛刺激）,让患者在"自然""安静"的状态下苏醒。

（2）保证足够通气,充分给氧,避免因缺氧导致的躁动。必要时进行血气分析,纠正高碳酸血症及酸碱平衡紊乱。

（3）一旦发生 EA,尽快查找躁动原因,解除患者的各种不良刺激,增加患者的舒适度。如及时拔除有创性的各种导管,定时变动患者的体位,避免长时间固定体位引起不适。

（4）完善镇静、镇痛,严重躁动的患者应进行适当约束,防止自伤或坠床。

（5）密切观察和及时处理用药后的反应,预防循环、呼吸及中枢抑制等风险,保证治疗后足够的监护时间。

（6）对患者做好心理护理,做好解释工作,减轻患者恐惧,取得配合。

2. 术后谵妄

术后谵妄是术后常见并发症,有统计数据表明,危重症老年患者术后谵妄的发生率明显高于普通人,且经常伴随认知障碍,延长患者住院时间、增加其手术开销,同时还将增加患者术后死亡风险,使术后 1 年生存率较低[14]。随着我国社会老龄化的到来,老年手术患者越来越多,预计术后谵妄的发生率也将呈逐年上升的趋势。

围手术期麻醉性镇痛药物的使用、应激、疼痛、电解质紊乱是术后谵妄的重要促成因素。EA 被认为是发生术后谵妄的独立危险因素[15]。也有文献表明[16]合并 2 种及以上基础性疾病、手术时间在 2.5 小时以上及额顶叶病变是老年患者发生术后谵妄的独立危险因素。中华医学会老年医学分会撰写的《老年患者术后谵妄防治中国专家共识》认为术后谵妄的危险因素分为易患因素和诱发因素。其中易患因素包括高龄、听力障碍及视力障碍、认知功能下降及痴呆、酗酒、合并多种疾病。在易患因素的基础上,机体内环境一旦发生紊乱,便可促成谵妄的发生,常见的诱发因素有:疼痛刺激、术前抑郁、低氧血症、术后贫血或输液过多、合并感染、营养不良及术后活动受限等。老年患者术前应积极控制患者的基础性疾病,提高患者的手术耐受力,手术医生应注意提高手术熟练度,尽量缩短手术时间,同时关注患者术前额叶病变的情况,术中监测麻醉深度,尽可能防止术后谵妄的发生。

术后谵妄需与 EA 相鉴别,术后谵妄是一种急性脑功能障碍,多发生在术后 24~72 小时,一般有明显的"中间清醒期",以认知障碍为主要表现,常表现为意识障碍、定向功能障碍,可出现幻觉,持续时间较长。

护理措施如下。

（1）在患者转入 PACU 前，应对术后谵妄的老年高危患者进行评估。

（2）尽量缩短禁食禁饮的时间。

（3）当患者发生术后谵妄时，及时分析原因，对症处理。

（4）对患者进行疼痛评估，采用多模式镇痛及时有效控制术后疼痛。

（5）进行血气分析，纠正水电解质紊乱。

（6）躁动型谵妄可遵医嘱应用氟哌啶醇、右美托咪定和非经典类精神药物如喹硫平、奥氮平等。

3. 全身麻醉后苏醒延迟

苏醒延迟一般是指麻醉结束后超过 30 分钟患者意识仍未恢复[3]。老年患者术后苏醒延迟可导致术后呼吸道并发症发生率增加，影响老年患者的术后恢复，延长患者住院时间并且围手术期死亡率也相应增加。有研究表明，年龄＞60 岁成为全麻术后苏醒延迟的独立影响因素，围手术期主要的危险因素有：老年患者原发疾病，如术前合并慢性消耗性疾病、低蛋白血症、肝功能不全，导致机体对麻醉药物代谢能力降低，麻醉性镇痛药物的残留及镇静药物剂量掌握不当，手术时间较长，术中血流动力学不稳定及术中出现低氧、低体温、高碳酸血症、严重代谢性酸中毒、心脑血管意外等情况等。麻醉药物残留是 PACU 内苏醒延迟最常见的原因。

护理措施如下。

（1）严密监测生命体征变化。

（2）保持呼吸道通畅，保证通气足够。通气不足时及时给予无创或有创通气。调整呼吸机参数，保证患者呼吸顺畅。

（3）判断循环状态，循环血容量不足时及时补充，维持内环境稳定，维持水电解质平衡。

（4）了解病史及术中情况，及时进行实验室检查如动脉血气分析、乳酸水平、电解质状态、血糖浓度等，判断患者苏醒延迟的原因。

（5）若吸入性药物麻醉过深，可停止给药并保持足够的通气，患者可逐渐苏醒，由于阿片类药物残留导致的苏醒延迟，可遵医嘱使用相应的拮抗剂如纳洛酮分次静脉注射或持续静脉滴注。

（6）如怀疑由苯二氮䓬类药物引起，需要等待直至镇静效应消退。如考虑肌松药残余作用，可使用新斯的明及阿托品拮抗肌松药残留效应，如有需要，可以应用舒更葡萄糖钠逆转罗库溴铵和维库溴铵的肌松作用。

（7）原因不明或怀疑神经系统损伤时应进行头部 CT 扫描以分辨是否为颅内疾患引起的苏醒延迟，并请求神经科会诊。

（8）低体温患者给予保暖措施如暖风机、输血输液加温等，加快药物代谢。

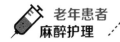
4. 术后认知功能障碍

术后认知功能障碍（postoperative cognitive dysfunction，POCD）是一种继发于麻醉手术后常见的中枢神经系统并发症，具有长期性和可逆性。其主要表现为患者在麻醉手术后数日或数月出现认知能力降低、焦虑、记忆力下降、人格发生改变、精神错乱等。这种术后人格、社交及认知能力和方式的变化称为认知功能障碍，在老年患者手术人群中更易发生。POCD 的发生不仅延缓患者康复，延长住院时间，而且严重影响患者的社会适应性，增加了术后并发症的发生，使患者术后死亡率增加，给患者及其家人带来沉重的心理和经济负担。相关研究表明，高龄、糖尿病和高血压是老年患者全身麻醉 POCD 的独立危险因素[17]。目前国内外相关研究对于麻醉与患者 POCD 的确切关系尚未完全明了。但麻醉方法的选择、麻醉药物及麻醉术中管理对 POCD 的影响也不能忽视。

护理措施如下。

（1）术前加强护患交流，安抚患者，改善睡眠，必要时使用药物控制焦虑情绪，增加患者手术认知及信心。

（2）术中尽量减少吸入性麻醉药物及具有遗忘作用药物的使用，尽量避免术后出现 POCD 的危险因素[18]。

（3）严密监测生命体征，减少血压波动。

（4）术后积极给予氧疗。

（5）对于无严重心、肾功能不全者，积极补液。

（6）及时进行疼痛评估，按需止痛。

（四）术后恶心呕吐

术后恶心呕吐（postoperative nausea and vomiting，PONV）通常指术后 24 小时内发生的恶心和（或）呕吐，发生率高，是患者手术满意度低和延迟出院的首要原因。PONV 的发生率为 25%~35%[19]。PONV 可以引起患者不同程度的不适，使口服药物、食物、液体等不能进行，严重者可导致切口裂开及切口疝形成、水电解质和酸碱平衡紊乱、误吸。PONV 导致的医疗费用的增加是术后 PACU 费用增加的重要组成部分。PONV 的危险因素有女性患者，年龄较小，有 PONV 及晕动症病史，非吸烟，术中使用阿片类药物、吸入性麻醉药，手术类型（腔镜手术、妇科手术、胆囊切除）等。不用或少用阿片类药物及吸入性麻醉药物可降低 PONV 的发生率。对低危、中危患者可采用单一药物（甲强龙、地塞米松、氟哌利多、昂丹司琼或其他 5-HT3 受体拮抗药）静脉注射预防，对高危患者采取上述药物多药联合用于 PONV 的预防及治疗。

护理措施如下。

1. 预防

（1）确定患者发生 PONV 的风险，适当禁食，必要时使用胃管引流减压。

（2）PONV 风险较高的患者使用药物预防，用药时机在不同药物中存在差异。5-HT3 受体阻滞剂常见副作用是头痛、便秘、酐酶升高，其中昂丹司琼、格拉司琼、托烷司琼在手术结束时使用效果更佳，帕洛诺司琼多在麻醉诱导后使用。地塞米松常用于麻醉诱导后，甲泼尼龙用于手术结束时。

（3）优化麻醉用药，减少可引起恶心呕吐药物的应用。

2. 治疗及护理

（1）若患者发生了恶心呕吐，立即将患者的头偏向一边，防止误吸，及时通知医生并遵医嘱处理，保持呼吸道通畅。

（2）要及时查找发生恶心呕吐的原因，排除机械性或药物刺激（如吸痰、使用阿片类药物等）。

（3）对于未使用预防性药物而发生 PONV 的患者，可首选 5-HT3 受体阻滞剂；对于采用预防性药物后仍发生 PONV 的患者，宜选用与预防性用药不同类型的药物进行治疗。

（4）做好心理护理，缓解患者不适，保持患者周边及口周清洁。

（五）术中知晓

在精准化麻醉不断发展的今天，术中知晓仍然是临床上困扰麻醉医生的一大难题。术中知晓是患者在全身麻醉手术过程中出现了有意识的状态，并且在术后能够回忆起术中发生的与手术相关联的事件。术中知晓可分为内隐记忆和外显记忆。内隐记忆是患者自述术中做梦，对手术过程有模糊的记忆，但无法详细描述手术具体细节，准确度欠佳，而外显记忆是患者对术中的事件能够准确地回忆，包括语言记忆和具体事件。

术中知晓是麻醉医生和患者都非常恐惧的全麻并发症之一。患者最突出的感觉是焦虑和恐怖，术中知晓对于患者而言是非常痛苦的经历，将对患者的身心造成严重创伤，可引发创伤后应激障碍等严重不良后果。术中知晓的危险因素[20]有：年老体弱，ASA分级Ⅲ级以上，遗传或获得性麻醉药抵抗，心脏手术、急诊手术、剖宫产术或创伤手术等，麻醉较浅、短效麻醉诱导药与麻醉维持药物衔接不当等均有可能导致患者术中知晓的发生。麻醉深度监测可指导麻醉深度的控制，预防术中知晓的发生。

护理措施如下。

（1）术前应充分告知患者麻醉方法及技术，减少患者的恐惧。

（2）麻醉诱导时使用具有遗忘作用的药物，如苯二氮䓬类药物。

（3）及时检查麻醉给药系统，确认各种给药装置的可靠性。

（4）尽量减少术中声音刺激，降低术中噪声。术中避免与手术无关的不恰当言论。

（5）对具有危险因素的患者实施麻醉深度监测。

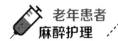

（6）术后对患者进行有效的沟通，进行多模式镇痛，减轻术后疼痛。

（7）一旦患者出现术中知晓的迹象，应早期进行心理干预，指导患者及时调整心态。

（六）术后低体温

低体温是指机体的核心温度低于 36 ℃[3]。术后低体温的发生率高达 50%~90%。在手术过程中，麻醉药物以剂量依赖的方式抑制机体体温调节中枢的敏感性和反应性，其抑制程度与麻醉药物的使用剂量呈线性关系。低体温能够对患者预后产生许多不良影响，如使患者发生凝血功能障碍，麻醉药物的作用时间延长，手术部位的感染发生率增加，心血管系统并发症增加，住院时间延长等。手术室环境温度过低（低于 21 ℃）、患者体表暴露面积过多、体腔直接暴露、挥发性麻醉药物携带热量、大量低温液体或血液的输入、术中低温冲洗液的使用等，均可导致术中机体核心低体温的发生。

护理措施如下。

（1）患者入 PACU 常规进行体温监测。

（2）积极采取主动措施（暖风机、保温毯、输液加温）及被动措施（减少暴露面积、加盖棉被、使用热湿交换器等）预防低体温的发生。

（3）如已发生低体温，及时给予暖风机、保温毯、输液加温仪等措施采取积极复温。

（4）若患者由于低体温诱发寒战，遵医嘱给予曲马多、哌替啶或右美托咪定进行治疗。

二、手术相关并发症

1. 术后出血和局部血肿

术后出血为手术常见并发症之一，患者年龄大、血管弹性差、凝血功能障碍等因素易造成术后出血，甚至可能需进行二次手术予以止血。术后出血多发生于术后 24 小时内，可表现为伤口敷料外渗、皮肤淤血肿块、引流液短时间内迅速增多，颜色呈鲜红色，并伴有血红蛋白进行性下降，术后出血多可导致患者血压下降、心率增快、烦躁等症状。常见原因包括术中止血不彻底、血管吻合不严密、凝血功能发生异常等。对于手术因素导致的出血，出血量大时，及时进行再次手术止血是最有效的处理方法。通过及时清除腹腔内积血，明确出血部位和出血原因，进行彻底手术止血。

甲状腺或甲状旁腺手术、颈廓清术、颈椎手术、颌下腺手术、颈动脉内膜切除术等术后早期可能发生局部血肿。颈部血肿的压迫可引起静脉和淋巴回流受阻，导致严重水肿。压迫气管导致呼吸困难和窒息。患者自述的手术部位疼痛、受压、吞咽困难、呼吸困难、引流液增多等都可能是出血的征象。颈部血肿一旦形成，必须立即处理，及时行气管插管，必要时请耳鼻喉科会诊。若不能及时完成气管插管，必须立即重新打开手术切口，解除血肿压迫，以缓解组织受压充血和保持气道通畅，避免机体缺血加重。

护理措施如下。

（1）术后密切观察患者的切口敷料，保持敷料干燥。注意切口皮肤张力、引流液的性质和量等，老年患者皮肤松弛，早期少量出血常不易察觉。

（2）严密监测患者生命体征，观察血压、心率和尿量的变化。

（3）保持引流管通畅，观察术区皮肤张力及引流液颜色、性质、量，定时挤压负压球，防止血液凝块阻塞导致引流不畅。

（4）密切观察患者是否有吞咽困难，若发现不同程度的呼吸困难、术区疼痛、喘憋、胸闷感时应高度警惕，立即面罩吸氧，及时行气管插管，并立即通知主麻医生和手术医生，必要时请耳鼻喉科急会诊，并协助医生处理。

（5）根据医嘱给予适当补液。

（6）如果患者出血量大，出现精神萎靡等休克表现时，应立即通知医生进行抢救。

2. 术后疼痛

术后疼痛是指手术过程中手术操作对机体造成的伤害而产生的刺激形成一种急性伤害性疼痛，是由身体外部或内部的伤害性或潜在伤害性的刺激所产生的主观体验，并且伴随躯体运动反应、自主神经反应和情绪反应等的一种不愉快的感觉和情感体验。

围手术期疼痛治疗不足是普遍存在的问题。如果不能及时控制可发展为慢性疼痛，从而给患者器官和系统造成一系列的影响，如使患者血压升高，心率增快，心肌耗氧量增加，导致原有冠心病的老年患者心肌缺血、心绞痛的发作；由于切口的疼痛使患者不敢深呼吸和用力咳嗽，容易引发肺炎和肺不张，抑制胃肠道功能，使肠蠕动减慢，导致术后恶心、呕吐、腹胀。疼痛还可导致胃肠道血流减慢，影响伤口愈合，造成血液的高凝状态，增加血栓形成和血栓栓塞的发生率，给老年患者带来一定的恐惧、焦虑和抑郁的情绪，对手术产生不满和对疾病产生绝望等感受。

护理措施如下。

（1）术前对患者进行疼痛宣教，使患者正确认识手术带来的疼痛。向患者解释疼痛控制的重要性，报告疼痛的时机、疼痛控制的目标及疼痛评估量表的评估方法，使患者能够术后配合评估。

（2）有效的术后镇痛可减少疼痛对心血管系统和呼吸系统产生的影响，老年患者对于阿片类药物较敏感，其认知功能、血流动力学、呼吸系统易受到影响，使用原则为降低起始剂量，滴定增量，采用最低有效剂量控制疼痛。严密观察使用镇痛药的不良反应，如呼吸抑制，谵妄、恶心呕吐、低血压等，遵医嘱对症处理。

（3）患者苏醒后即刻对患者进行疼痛评估，NRS 疼痛评分 ≥ 4 分时，考虑行局部神经阻滞或遵医嘱应用镇痛药。

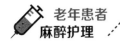

老年患者
麻醉护理

（4）NRS疼痛评分＜4分时，协助患者采取非药物治疗缓解疼痛的方法，如松弛术、音乐疗法、改变体位等。

（5）老年患者因手术后疼痛引起抑郁焦虑等负面情绪，护理人员给予安抚疏导。

（6）对于使用镇痛泵的患者，向患者及其家属讲解镇痛泵的使用方法，连续2次按压自控键不能缓解疼痛时主动告知医护人员。

3. 术后尿管相关膀胱不适

术后尿管相关膀胱不适是指术中留置导尿管的患者，由于麻醉诱导后患者对导尿管的刺激缺少认知，手术结束后在麻醉苏醒时会主诉一种耻骨上弓排尿感或不适的尿道症状。调查发现，术后尿管刺激发生率中男性患者明显多于女性，随着年龄的增长，男性患者前列腺会有不同程度的增生，根据手术时间和手术方式的不同，手术前或麻醉诱导后行尿管置入，由于个体差异，会表现出不同程度的尿管刺激，多数表现为疼痛、有排尿感但尿不出来，严重者可有重度不适感，主动表述有强烈的下腹憋胀感，尿急、尿痛、不能忍受，并且有身体行为反应，如烦躁、四肢乱动、语言反应强烈、企图拔掉尿管、欲起解小便等。近年来，术后尿管相关膀胱不适的处理方法主要有术前心理疏导、使用局麻药进行黏膜表面麻醉、应用镇痛镇静药、非甾体类消炎镇痛药及M受体拮抗剂能够短暂而有效地缓解导尿管带来的术后不良反应[21]。

护理措施如下。

（1）认真做好术前宣教，交代尿管刺激产生的不适感，提高患者心理承受能力，取得一定配合。

（2）术前指导患者有意识地进行放松训练。

（3）选择合适的导尿管型号，选择合适的留置尿管时机。在麻醉诱导后使用利多卡因乳膏导尿为佳[22]。

（4）针对手术时间较短但液体输入过多的患者建议术后麻醉清醒前采取一次性导尿，避免留置导尿带来的不适感。

（5）对术后尿管刺激比较严重的患者做好保护性约束，避免患者在意识不清的状态下自己拔出尿管损伤尿道，同时与麻醉医生沟通适当用药处理。

4. 术后高碳酸血症

随着腔镜手术的普及，二氧化碳气腹和患者在麻醉复苏期间由于潮气量不足等原因均可导致术后二氧化碳蓄积的发生率增加，一般发生在全麻手术，尤其较常发生在时间较长的腹腔镜手术，且术中呼气末 $PaCO_2$ 偏高的患者。肥胖的患者术中使用二氧化碳气腹时也可能导致二氧化碳蓄积。高龄、代谢缓慢等因素的联合作用也会导致非腔镜手术中二氧化碳的蓄积。腹部手术的患者术后由于切口的疼痛，通常不敢进行正常幅度的呼吸，可造成通气不足，从而加重高二氧化碳血症。

二氧化碳的监测反映患者术中呼吸周期的变化，二氧化碳蓄积可引起高碳酸血症、呼吸性酸中毒，进而引起电解质、酸碱平衡紊乱，诱发心律失常。还可刺激交感神经使交感神经兴奋增强，导致血压升高、心率加快，引起机体应激状态，使患者意识模糊、面色潮红、呼吸不均匀、苏醒延迟等。若术中使用二氧化碳气腹时控制失衡，皮下注入二氧化碳气体，使通气/血流比例失衡，再加上术中长时间气腹压力的影响，更容易造成皮下气肿，使腹部和胸壁出现捻发音，伴随气道压力和 $PaCO_2$ 的升高，将引起呼吸性酸中毒，给患者造成更大的不适。及早发现二氧化碳蓄积并通过采取积极有效的措施，过度通气加快二氧化碳排出，同时纠正酸碱失衡及电解质紊乱，能够有效避免发生严重并发症。

护理措施如下。

（1）术中持续二氧化碳监测，维持血流动力学的稳定。

（2）查看患者气管导管的深度和呼吸的稳定，二氧化碳波形异常时及时查找原因。

（3）术中一旦发现皮下气肿，及时提醒手术医生注意气腹针位置，适当降低气腹压力。

（4）患者入 PACU 后，及时观察患者自主呼吸恢复的情况，注意呼吸频率、深度，观察患者颜面部颜色，如发现异常立即行动脉血气分析。

（5）使用呼吸机辅助呼吸的患者，若出现二氧化碳蓄积，应及时遵医嘱调整呼吸机参数，加快二氧化碳的排出。

（6）患者清醒后，及时给予疼痛评估，对疼痛的患者给予疼痛干预，避免因疼痛影响呼吸而使二氧化碳蓄积加重。

5. 肺不张

肺不张多指机体由于各种原因引起的一个肺泡单位、一侧肺、一个肺段或者一个肺叶的萎缩，以中老年人居多。表现为患者体内局部或全部肺功能呈现出无气、收缩等状态。由于随着年龄的增长，老年人肺顺应性降低，肺纤维化，肺泡过度扩张，小气泡塌陷，肺活量明显降低，使得老年患者术后易发生肺不张。除此之外，腹部外科手术之后，患者胃肠系统会出现短时间功能障碍，腹腔内压力增加，使得膈肌上移，导致胸腔压力增加、呼吸活动受限，造成肺底部的分泌物积聚，黏稠，堵塞致气体呼不出，肺泡壁收缩，也会使肺不张发生概率增加。

老年患者术后肺不张的影响因素有：① 呼吸道受到阻塞，由于患者无力咳嗽，呼吸道痰液及分泌物没有及时咳出；② 麻醉因素，中枢性镇痛药物对呼吸中枢产生一定的影响，抑制患者咳嗽咳痰；③ 术后疼痛；④ 误吸；⑤ 气管插管的刺激；⑥ 手术因素，手术对肺组织造成挤压，使肺组织挫伤，从而诱发肺不张。术前充分评估术后肺部并发症的风险可以使预后得到明显改善。

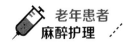

护理措施如下。

（1）术前了解患者肺部功能情况，对于本身患有肺部疾病的患者给予完善相关检查。

（2）术前指导患者进行有效的肺部功能训练。

（3）术中维持呼吸和循环稳定，腹腔镜手术的患者注意气腹压力对肺部造成的影响。

（4）为避免患者术后因腹部缺氧而出现肺不张等并发症，应指导患者术后积极进行腹式呼吸训练，从而提高患者术后腹部的通气量。

（5）指导患者术后积极进行康复训练，如术后第一天可使用吹气球的训练方式锻炼患者的心肺功能，1天吹2次，1次吹5~10秒，训练2~3天后，综合考虑患者的状态，可逐渐增加吹气球的时间。

（6）指导患者有效咳嗽，促进肺泡的扩张和痰液的排出。

（7）针对腹部手术的患者密切关注其伤口疼痛的情况，有效的镇痛可缓解患者因伤口疼痛而无法正常呼吸和咳嗽而引起的肺不张。

6. 神经损伤

神经损伤可能是脑卒中的结果，也可能是外周神经系统损伤。外周神经损伤可由手术直接损伤、术中体位安置不当、神经阻滞等原因导致。由于麻醉药的残余作用，脑卒中的症状如语言不清、视力改变、躁动、意识不清、麻木、肌无力等不容易被发现，使脑卒中的早期诊断变得困难。既往有脑血管疾病、血液高凝状态、心房颤动、术中血压较低的患者，围手术期发生缺血性脑卒中的可能性明显增加。既往有脑动脉瘤、动静脉畸形、凝血功能障碍及高血压控制不佳的患者，围手术期发生出血性脑卒中的可能性明显增加。外周神经损伤的危险因素主要有体形较瘦、术前已存在神经病变、吸烟、糖尿病等。神经损伤的可能位置是腕部（正中神经和尺神经）、臂内侧（桡神经）和面罩通气时压迫的第七对颅神经主分支的颅内出发点。膀胱结石位，特别是长时间手术时，坐骨神经、股神经、隐神经和腓总神经容易受到损伤。一旦出现神经损伤，早期神经科会诊对病情的诊断及患者的完全康复至关重要。

护理措施如下。

（1）患者麻醉苏醒后，应详细询问患者感受，评估发生神经损伤的可能。

（2）一旦怀疑神经损伤，密切关注患者生命体征，并及时通知医生并协助处理。

（3）请求神经科会诊，进行必要的检查和治疗如CT、MRI。

（4）进行护理操作时应注意避免对患者的神经造成二次损伤。

7. 术后肠麻痹

术后肠麻痹是影响外科手术后快速康复的一种常见并且重要的并发症，术后肠麻痹给患者和社会带来沉重的负担，目前专家普遍认为术后肠麻痹是一种非机械性肠道动力障碍，主要是由术后早期的神经反射及随后的肠道炎症过度激活导致的[23]。由于老年患者体内主要脏器大多发生退行性病变，或合并其他慢性疾病，免疫力下降，机体反应差，再加上患者术后活动量减少造成肠道功能抑制，因此老年人发生术后肠麻痹的概率远远大于青壮年。术后肠麻痹可延迟患者早期经口进食时间，导致患者不适，延长住院时间。术后肠麻痹的持续时间即肠道功能恢复的时间，是影响患者术后住院时间长短的主要原因之一，尤其是腹部手术的患者。术后肠麻痹的危险因素有术中阿片类药物的使用、术中大量液体的输入、手术的创伤等。有文献报道，多模式镇痛和使用非阿片类药物镇痛的方法可以缩短术后肠麻痹的时间[24]。术后咀嚼口香糖也可诱发胃肠反射，减少术后肠麻痹的时间。

护理措施如下。

（1）识别术后肠麻痹高风险的患者，采取积极的预防措施。

（2）术后尽量避免使用阿片类药物。

（3）围手术期控制液体输入，采取限制性液体管理。

（4）尽早恢复术后饮食及下床活动。

（5）保持乐观愉快的情绪。避免因长期精神紧张、焦虑、烦躁、悲观等情绪而使大脑皮质兴奋和抑制过程的平衡失调。

8. 术后高热

术后高热一般指体温在 39 ℃以上。术后切口感染是造成术后高热的主要原因。手术应激导致老年患者免疫力降低，再加上麻醉、长时间卧床及术中出血等情况，机体的抵抗力比平时明显降低，导致机体的感染机会增加。术后高热可引起机体代谢障碍及各系统功能紊乱，应及时查找高热原因，采取降温措施，避免机体的过度消耗和重要器官的损害。高热可使神经系统兴奋和内分泌系统功能增强、新陈代谢加快、体质消耗增加，术后出现高热对于患者术后恢复起到负面的作用，尤其是老年患者，其本身各脏器功能衰退，更容易出现脏器功能紊乱，严重者可出现神志不清、谵妄等中枢神经系统功能紊乱。这就要求医生在手术过程中严格无菌操作，防止术后手术部位存留脱落组织及血块导致感染的发生。同时应对切口进行保护及消毒，避免切口感染。

中枢性高热是颅脑术后常见的伴随症状，多数由于丘脑下部体温调节中枢被直接或间接损伤所致。术后中枢性高热可引起脑部缺氧，惊厥，颅内压增高及脑水肿等症状的发生，并加重或促进意识障碍。少数中枢性高热是由于各种感染导致体温升高，从而改变血脑屏障的通透性，引起酸中毒并增加神经组织刺激性的氨基酸释放量，自由基缓激肽增多及白细胞的大量浸润，使机体的免疫能力进一步降低，促进了脑组织的坏死。采取适宜方法有效地控制体温是护理中的关键环节。

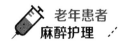

一旦发生术后切口感染，应充分引流分泌物，密切观察手术切口及周围皮肤情况，保持合适的体位，使引流口在脓腔的最低处，以便于彻底引流，做好引流管的护理，妥善固定，避免扭曲、打折及滑脱。密切观察引流液的量及性质，保证引流通畅，及时对引流的分泌物进行药敏培养，并给予足量有效抗生素抗感染。

护理措施如下。

（1）密切观察患者生命体征，监测呼吸、血压及血氧饱和度的变化，观察有无呼吸急促及有无伴随症状。监测患者的体温，根据体温情况及时进行退热治疗（物理降温或药物降温）。

（2）使用冰毯机等降温时，及时监测体温。发现体温降至 35 ℃时，要停止冰毯机的使用，避免加快机体呼吸、循环、代谢的减慢。

（3）协助医生进行各项检查，查找引起高热的原因。

（4）及时补充水分，维持水、电解质平衡。

（5）保持足够的休息。保持室内空气新鲜，但应防止着凉，避免对流风。

（6）注意营养的补充，宜进食高热量、高蛋白、低脂肪、易消化的食物，满足机体代谢的需求。

（7）及时更换衣物、被罩、床单等，保持床单位整洁。

（8）做好口腔护理，保持口腔清洁。避免因发热口腔黏膜干燥而引起口腔炎。

（9）关心安慰患者，及时告知患者术后高热的原因及处理，给予健康指导，缓解患者紧张焦虑的心情。

（田 艺 田玉芹 王 茜 杨翠丽 于 佳 张 惠）

参考文献

[1] 蒋英，王建荔.麻醉恢复室常见并发症的分析与护理.护士进修杂志，2007，22（3）：267-268.

[2] 郭曲练，程智刚，胡浩.麻醉后监测治疗专家共识.临床麻醉学杂志，2021，37（1）：89-94.

[3] 中华医学会麻醉学分会老年人麻醉与围手术期管理学组，国家老年疾病临床医学研究中心，国家老年麻醉联盟.中国老年患者围手术期麻醉管理指导意见(2020版)（三）.中华医学杂志，2020，100（34）：2645-2651.

[4] 邓小明，姚尚龙，于布为，等.现代麻醉学.北京：人民卫生出版社，2014.

[5] 刘熠，张毅，唐永忠，等.麻醉恢复室低氧血症预测模型的建立与校验.临床麻醉学杂志，2021，37（1）：55-58.

[6] 刘晓辉，刘敬敬，付广华，等.麻醉恢复室24例严重低氧血症的回顾性分析.麻醉安全与质控，2020，4（2）：97-100.

[7] BARTELS K，KAIZER A，JAMESON L，et al. Hypoxemia within the first 3 postoperative days is associated with increased 1-year postoperative mortality after adjusting for perioperative opioids and other confounders. Anesthesia & Analgesia，2020，131（2）：555-563.

[8] BIJKER J B，PERSOON S，PEELEN L M，et al. Intraoperative hypotension and perioperative ischemic stroke after general surgery：a nested case-control study. Anesthesiology，2012，116（3）：658-664.

[9] 李军.围手术期高血压管理专家共识.临床麻醉学杂志，2016，32（3）：295-297.

[10] COLE J W，MURRAY D J，MCALLISTER J D，et al. Emergence behaviour in children：defining the incidence of excitement and agitation following anaesthesia. Pediatr Anesth，2002，12（5）：442-447.

[11] HUDEK K H. Emergence delirium：a nursing perspective. Aorn J，2009，89（3）：509-516.

[12] FIELDS A，HUANG J，SCHROEDER D，et al. Agitation in adults in the post-anaesthesia care unit after general anaesthesia. Brit J Anaesth，2018，121（5）：1052-1058.

[13] 周玲，李晓霞.成人全身麻醉苏醒期躁动危险因素的Meta分析.中国现代医学杂志，2021，31（17）：58-65.

[14] TODD O M，GELRICH L，MACLULLICH A M，et al. Sleep disruption at home as an independent risk factor for postoperative delirium. J Am Geriatr Soc，2017，65（5）：949-957.

[15] LEE S J，SUNG T Y. Emergence agitation：current knowledge and unresolved questions. Korean journal of anesthesiology，2020，73（6）：471-485.

[16] 李秋妍，张英，杨刚，等.老年患者术后谵妄发生危险因素及与术前颅脑CT改变的相关性.中国老年学杂志，2021，41（5）：1028-1030.

[17] 陈政文，丁顺才，张玲.全麻老年患者术后认知功能障碍的危险因素.中华麻醉学杂志，2013，（1）：31-33.

[18] 刘冬斌，彭为平，金蓉，等.多重措施预防老年患者术后认知障碍效果观察.湖北科技学院学报（医学版），2017，31（1）：77-78.

[19] 吴新民，罗爱伦，田玉科，等.术后恶心呕吐防治专家意见（2012）.临床麻醉学杂志，2012，28（4）：413-416.

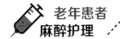

[20] 张爱华，朱波，虞雪融，等.术中知晓的研究进展.临床麻醉学杂志，2020，36（4）.
410-412.

[21] 吴红霞，吴畏.全麻术后尿管相关膀胱不适的研究进展.大家健康（学术版），
2016，10（13）：10-11.

[22] 邓敏，汪淼芹，谭颖，等.术前不同方式和时机导尿对全麻男性患者舒适度的影响.
四川医学，2016，37（2）：150-153.

[23] 石学银，俞卫锋.促进术后康复的麻醉管理专家共识.中华麻醉学杂志，2015，
35（2）：141-148.

[24] WHITE P F，KEHLET H，NEAL J M，et al. The role of the anesthesiologist in fast-
track surgery： from multimodal analgesia to perioperative medical care. Anesthesia &
Analgesia，2007，104（6）：1380-1396.

第八章 老年患者围手术期液体管理

第一节 老年人体液变化

体液是人体重要的组成部分，为水和分散在水里的各种物质的总称，可分为细胞内液和细胞外液 2 大部分。在成年男性中，全身体液量约占体重的 60%，其中细胞内液（存在于细胞内，约占体液的 2/3）约占体重的 40%，细胞外液（存在于细胞外，约占体液的 1/3）约占体重的 20%。细胞外液又进一步分为血浆、细胞间液、淋巴液和脑脊液。其中细胞间液是存在于组织细胞之间的组织液，约占体重的 15%，血浆约占体重的 5%。细胞内液主要的阳离子是钾离子，细胞外液主要的阳离子是钠离子。

一、老年人体液管理相关的生理变化

1. 肾脏生理变化

40 岁以后，肾脏开始出现进行性萎缩，肾皮质（肾小球和肾小管）性退化较肾髓质更为严重。肾小球基底膜玻璃样变导致肾小球破坏，同时常伴有小动脉硬化或血管系膜细胞间质纤维化，最终导致肾单位减少。

（1）肾血流减少

体重 70 kg 的青壮年男性，肾血流量约为 1.5 L/min，相当于心排血量的 25%。40 岁以后，每 10 年肾血流量降低 10% 左右，80 岁时，肾血流量可降低至 50%。

（2）肾小球滤过率降低

肾小球滤过率每 10 年肾血流量降低 8 mL/（min·1.73 m^2），老年人一般降低 30%~40%，80 岁时，肾血流量可降低至 50%。肾脏肌酐清除率是评价肾小球滤过率的重要决定性指标。肾脏肌酐清除率约从 30 岁以后开始下降，65 岁以后约每 10 年减少 16.6 mL/（min·1.73 m^2）。由于老年人肌肉组织的丢失，使得老年患者肌酐及血浆肌酐含量减少，虽然老年人肌酐清除率降低，但肌酐水平变化不明显。在老年患者中，血浆肌酐含量增加往往表明肌酐清除率明显受损。当患者并存心血管疾病和糖尿病时会加速肾小球滤过率的降低。

（3）肾小管功能受限

老年患者肾小管的尿液浓缩能力受限，当酸性物质过多时，其酸化尿液的能力受限。由于肾血管和自身分泌功能的改变，最终导致其对肾缺血和肾毒性的抵抗能力减弱，

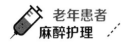
易发生急性损伤。随着年龄的增长，肾单位减少，肾小管可发生间质纤维化而坏死，肾小管重吸收和分泌功能都下降。肾小管功能减退与肾小球数量的减少是成比例的，管－球平衡能够较好的保持。

2. 心血管生理变化

老年患者心脏功能减退，心输出量降低，前负荷增加，血管弹性减退，周围血管阻力增加。整个心血管系统的顺应性降低，对液体负荷的耐受力较差。老年患者主要依靠增大舒张期容量（前负荷）而提高每搏输出量，当液体过多时，易有充血性心力衰竭的倾向。当液体补充不及时时也容易产生不良后果。

3. 血液系统变化

随着年龄的增长，骨髓和脾脏范围大小逐渐缩小，老年人对贫血时红细胞生成反应减弱、红细胞脆性增加，故而对贫血耐受性差。另外，老年人凝血机制易发生紊乱，易发生微循环血栓。

4. 神经体液变化

（1）口渴感减弱

当血浆渗透压高于 290~295 mOsm/（kg·H_2O）时，机体会产生口渴感，另外低血压和低血容量也会导致口渴。老年患者口渴机制减弱，维持水平衡的能力受损，尽管血浆渗透压升高至 323 mOsm/（kg·H_2O），很多老年人仍无口渴感，增加了脱水的风险。老年人口渴机制减弱可能与中枢神经系统渴觉中枢退化有关。

（2）激素水平改变

抗利尿激素（antidiuretic hormone，ADH）能提高远曲小管和集合管上皮细胞对水的通透性，从而增加水的重吸收，使尿液浓缩；还增加髓袢升支粗段对钠离子的主动重吸收，提高集合管对尿素的通透性，提高髓袢组织间液的渗透浓度，利于尿液浓缩。抗利尿激素的释放主要受血浆渗透压的影响，另外血容量和血压的变化也会刺激其释放。青壮年抗利尿激素的分泌呈昼夜波动，老年人并非如此。老年人视上核及室旁核常发生肥大，对渗透压变化反应敏感，在创伤、手术、感染、精神打击下抗利尿激素的过量分泌，导致老年人无法排除过多的水分，易发生低钠血症。老年患者醛固酮分泌减少使得其对钠离子和细胞外液丢失的适应性较差，达到钠平衡的时间延迟。肾小管对醛固酮的反应降低，钠的重吸收受损。

老年人对于生理或药物刺激心房利钠尿多肽释放反应增强，血浆中心房利钠尿多肽水平较高。对于外源性心房利钠尿多肽的利尿反应和对醛固酮的抑制作用也增强。老年人心房利钠尿多肽水平的升高抑制肾素的分泌，使血管紧张素 II 和醛固酮的分泌减少，最终致老年人肾失钠。

老年人肾上腺素能受体的数量减少或敏感性降低。虽然运动时老年患者血中的儿茶酚胺浓度比青壮年高，但最快心率慢于青壮年，可能原因是老年患者对外源性药物的变力和变速反应也明显减低，最终导致对老年患者低血压和血液稀释的代偿减弱。

二、老年人体液生理改变

1.体液总量减少，尤其是细胞内液减少明显

年轻男性体液含量约占体重的 60%，女性约占 52%，65 岁以后分布减少至 54% 和 46%。细胞内液的绝对值由占体重的 40% 降至 30%，可能原因是机体细胞数量减少、细胞代谢降低、细胞内液的张力降低，使水分转移至细胞外。老年人的血容量可减少 20%~30%。老年患者体液容量减少，同等体液量的丢失意味着老年患者每公斤体重丢失的体液量更多。老年患者在机体体液丢失或水分摄入不足的情况下更容易发生脱水；在饮水过多或输液过多时更容易出现体液负荷过重和低钠血症。

35 岁起体内脂肪逐步增多，向心性脂肪增多更为明显；75 岁以后由于进食量减少，脂肪也逐渐减少，但由于骨骼肌、胶原组织、免疫细胞等蛋白质成分的减少，脂肪的含量仍相对增多。老年人肌肉（含水量为 75%）减少，脂肪（含水量为 5%~10%）增加，是导致细胞内液减少、体液总量下降的主要因素之一。相对来说，偏瘦的老年人与偏胖的老年人相比，体液含量多，耐受急性水、电解质丢失的能力较好。

2.电解质的变化

人体 50% 的钾分布于骨骼肌中。老年人总钾量较青壮年低，主要原因是钾离子主要存在细胞内，而老年人肌肉减少、细胞减少，并且保钾能力降低，从而使体内钾总量降低。同理，主要分布在细胞内的镁、磷等离子含量也较青壮年低。由于老年人的口渴机制、肾功能等反应迟钝或减退，容易发生电解质紊乱。

三、老年人围手术期体液改变

健康老年人围手术期的液体改变与青壮年相似，主要包括每日正常基础生理需要量、术前禁食后液体缺失量或累计缺失量、麻醉手术期间体液在体内再分布、麻醉处理导致的血管扩张、失血量、呼吸道蒸发与创面蒸发失液。

（王建华　徐向朋　薛　欣　杨　红）

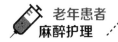
第二节　老年患者围手术期常用液体

生理盐水与平衡盐晶体、晶体与胶体用于液体管理的争议由来已久。目前老年患者围手术期首选液体类型仍推荐晶体液，如乳酸林格溶液，或醋酸钠林格溶液等复合电解质溶液。

晶体（如生理盐水）输注后很快渗出血管外，仅 1/3 留在血管内，维持或恢复血容量方面的优势不及胶体。一项关于静脉输液液体选择的随机研究表明：输注生理盐水后的肾脏相关不良事件发生率要高于复合电解质溶液组。研究者认为其可能的原因是生理盐水的氯化物浓度高于人体血液中的浓度，会增加高氯血症等代谢紊乱的发生，可能会导致肾脏损伤，影响患者预后。由于老年患者本身存在年龄相关的生理变化，所以生理盐水的使用可能会进一步加重老年患者水钠潴留的风险。复合电解质溶液晶体可以弥补细胞外液的损失，可以较长时间局限于血管内，减少组织水肿。

胶体是由具有渗透压势能的大分子物质组成的悬浮液。理论上讲，胶体在血管内停留时间更长，可以减少大量液体外渗到间质组织，减少血管外液体再分布于易感器官，如肺和肠。

《中国老年患者围手术期麻醉管理指导意见（2020 版）》建议：晶体和胶体溶液均可用于有效循环血容量减少时扩容，使用胶体液补充血管内容量是合理的，大型围手术期给予晶体或胶体溶液对患者预后的影响无明显差异。对于肾功能受损的老年患者，不推荐使用羟乙基淀粉治疗；对脓毒症或脓毒性休克患者，不建议使用羟乙基淀粉进行血管内容量扩充，术前有低蛋白血症仅对指令有反应的脓毒症患者，可以使用白蛋白进行液体复苏，维持白蛋白水平 30 g/L 以上。

（王金凤　王军阳）

第三节　老年患者常见的体液电解质失衡

一、脱水

脱水是由于各种原因导致机体内水和电解质不同程度的丢失，可伴有酸碱失衡，严重者将危及生命。老年人每天需要液体 1 mL/kcal 或 30 mL/kg。老年人由于口渴中枢退化，口渴感弱，容易出现水摄入不足；对抗利尿激素的敏感性差，容易在应激情况下出现多尿。老年人脱水容易出现意识混乱，进一步影响水的摄入。老年人液体摄入不足或丢失量过多，会导致机体脱水。主要病因有：恶心、呕吐、腹泻、造瘘或胃肠减压等大量液体经胃肠道丢失；肾脏疾患或是利尿过多；高温大汗、烧伤后创面渗液、气管切开等液体经皮肤和呼吸道丢失；液体积聚在胸腹腔或是皮下组织，不能参与循环。

1. 临床表现

（1）根据体重减轻程度，可以分为轻、中、重 3 度。

轻度脱水：失水量约占体重的 5% 以下，临床症状可不明显，仅有一般的神经功能症状，如头痛、头晕无力，皮肤弹性略差，眼窝轻度凹陷，高渗性脱水可有口渴感，尿量可以正常。

中度脱水：失水量占体重的 5%~10%，脱水的体征明显，患者可感到明显口渴，皮肤弹性差，眼窝明显下陷，口干及尿量减少，并开始出现血循环功能不全。

重度脱水：失水量约占体重的 10% 以上，除了以上症状和体征更加明显外，还出现神志不清、四肢湿冷、脉搏细数、血压下降，甚至进一步出现休克和昏迷，少尿或无尿。

（2）根据脱水性质，可以分为等渗、低渗、高渗 3 种类型。

等渗性脱水：水和电解质呈比例丢失，为老年人最为常见的脱水类型。其特点是：细胞外液减少比较明显；细胞内液无变化；细胞外液渗透压无变化。经消化道丢失体液是最常见的原因，由于上消化道液丢失以 H^+ 为主，容易伴发代谢性碱中毒，下消化道液含碱较多，容易伴发代谢性酸中毒，因此，在诊断等渗性脱水的同时，应注意是否伴酸碱平衡失调。对于浆膜腔积液者，进行反复多次较大量的胸腔、腹腔穿刺抽液，容易发生等渗性脱水。

等渗性脱水主要表现为低血容量状态，如倦怠、疲劳，站起时头晕眼花，甚至晕厥、意识不清，部分患者可出现脏器动脉供血不足的表现，如胸痛、腹痛，常见体征有皮肤弹性差、皮肤黏膜干燥、脉搏加快而弱、表浅静脉萎陷、四肢厥冷、尿量减少等。皮肤干燥，弹性减退，心动过速，直立性低血压等脱水征象很容易被忽略，故应特别注意患者有无少尿或无尿，口腔黏膜是否少津或无津，意识状态有无异常，静息状态血压是否偏低，病史中有无体液丢失的状况出现等。

低渗性脱水：失钠多于失水。其特点是：细胞外液减少，渗透压降低；细胞外液进一步转移至细胞内，导致细胞水肿和细胞外液的进一步减少。常见于腹泻伴营养不良、大面积烧伤吸收期、消化道出血、长期禁盐又反复利尿的慢性肾炎或充血性心力衰竭患者。患者无口渴感，皮肤、黏膜脱水明显，主要表现为血容量不足和脑水肿的症状和体征，与失钠性低钠血症相似。

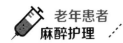

高渗性脱水：失水多于失钠。特点是：细胞外液减少，渗透压增高；细胞内液也减少。常见于危重患者输入高渗液体而又给水不足、高热多汗而又未补充液体的情况，表现为烦渴、高热、易激惹，甚至惊厥，而休克的症状不重，皮肤黏膜干燥，少尿严重。糖尿病高渗性昏迷，尿崩症未及时补水，患者严重脱水时，仍有大量排尿，尿量的多少不能代表体液丢失和血容量降低的真实状态。中枢神经系统的症状和体征常掩盖血容量不足的表现，应警惕误诊和漏诊。

2. 诊断

根据病史和症状体征，可做出基本判断，实验室的检查，如白细胞计数增多、血红蛋白增高、尿素氮，肌酐升高等，除了可以确诊低容量状态，还有助于病因的判断。尿比重升高，血钠浓度 > 145 mmol/L 称高渗性脱水，血钠 < 130 mmol/L 称低渗性脱水，水钠比例一致称等渗性脱水。

3. 缺水程度计算公式

（1）根据血钠浓度计算：

水缺乏（L）=0.5 × 体重（kg）× （血钠浓度 − 140）÷ 140

适用于单纯脱水者；若为严重失钠导致低钠血症者则不再适用。

（2）根据血细胞比容（HCT）计算：

水缺乏（L）=0.2 × 体重（kg）× （HCT 实测 − HCT 正常）÷ HCT 正常

不适用于合并出血者。

4. 治疗

首先寻找病因，进行纠因治疗。补液种类主要取决于脱水的原因。葡萄糖溶液（包括 5% 和 10%）适用于单纯脱水和补充不显性失水；生理盐水或 5% 葡萄糖盐水适用于失钠失水并存时。若为高钠血症的脱水，可选 0.45% NaCl 溶液；若为低钠血症的脱水，可选 3% NaCl 溶液。若严重血容量不足或合并低蛋白血症，可选血浆或人血白蛋白。轻度脱水首选口服补液纠正；若不适用于口服补液或脱水更严重时，应立即快速静脉补液，以纠正低血容量。一旦体位性低血压和心动过速得到纠正，余下的脱水量可在纠正后的 2~3 天加以补充，以避免心力衰竭。同时注意其他电解质的缺乏和代谢性酸中毒的纠正治疗。

二、低钠血症

低钠血症是最常见的电解质异常情况，血钠浓度低于 130 mmol/L，常见于老年人。

1. 病因

低渗性脱水患者的细胞外液减少，失钠大于失水，往往是由于失液后补充水分或葡萄糖而未补充电解质引起。细胞外液量正常的低钠血症患者主要由于抗利尿激素分泌异常增多，出现水潴留，细胞外液的扩展使得醛固酮分泌减少，远曲小管对钠的重吸收减少。恶性肿瘤、外伤、感染、蛛网膜下隙出血、疼痛、恶心、应激、吗啡等因素均可使抗利尿激素释放增多，导致发生细胞外液正常的低钠血症。细胞外液增多的低钠血症，水潴留大于钠潴留，可见于慢性肾衰竭、急性水中毒、充血性心力衰竭、高血糖、静脉输注甘露醇的患者。经尿道前列腺电切的老年患者，可因冲洗用的低张液体吸收入血，引起细胞外液增多性低钠血症。

2. 临床表现

低钠血症患者一般在血钠浓度低于 125 mmol/L 时才会出现症状，最常见的表现为神经系统症状。急性低钠血症通常为住院获得性，主要发生于术后或是过量输注低渗液体，由于大脑没有时间适应渗透压的快速变化，会发生脑水肿。血钠快速下降后，会发生恶心、头痛、嗜睡、意识混乱、惊厥、呼吸暂停和昏迷。症状的严重程度取决于血钠下降的程度与速度。血钠在 120~125 mmol/L 时，可表现为一些非特异性症状，如厌食、恶心、疲劳等，会容易被忽视；血钠降至 115~120 mmol/L 时，可表现为头痛、嗜睡和反应迟钝；降至 115 mmol/L 以下时，常出现抽搐和昏迷。慢性低钠血症的老年人由于病情判断较困难，所以嗜睡、意识混乱和抑郁可能为慢性低钠血症患者独有的表现。低钠血症的患者常有中枢神经系统抑制，甚至出现脑水肿，其对镇静镇痛和麻醉药物的反应敏感，易引起术后苏醒延迟。

3. 治疗

治疗方案依赖于病因和症状的严重程度。补钠速度过快会导致血管内的水迅速进入脑细胞，导致弥漫性中枢脱髓鞘改变，特别是脑桥部分。需要补充的钠量（mmol/L）=（140 − 血钠的测得值）× 体重（kg）× 0.52（女性 0.42）（1 g 钠盐相当于 17 mmol/L 钠离子）。根据计算结果，第一个 24 小时先补充 1/3~1/2 的量，再加日常需要量 4.5 g，然后根据患者症状、体征、血和尿钠浓度及渗透压值，确定进一步补充量。重度缺钠出现休克者，应先补足血容量，以改善微循环和组织器官灌注。

三、高钠血症

血钠浓度高于 150 mmol/L 为高钠血症，老年患者最常见的原因是在液体大量丢失的情况下补充液体不当。多尿、腹泻、非显性失水等很多原因会导致水过度丢失。

1. 临床表现

老年人高钠血症的临床表现不典型，主要是中枢神经系统的表现，如烦躁、嗜睡、肌颤、僵直和反射亢进等，为脑细胞脱水所致。老年人因脱水后血液黏稠度增高可继发脑血栓形成。

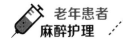

2. 治疗

缺水量使用公式估算：缺水量 =0.6× 体重（kg）×（140/ 血钠实测值）。

补液以等渗葡萄糖液体为首选，或用等渗盐水与 5% 葡萄糖液体按 1：4 或 1：1 的比例混合输注。中度、重度缺水时，4~8 小时内补充 1/3~1/2 计算量，其余在 24~48 小时内纠正。血清钠降低速度以每小时降低不大于 2 mmol/L 为宜。过快纠正高钠血症会导致危险性的脑水肿。对于慢性高钠血症更应该小心缓慢的纠正。

四、高钾血症

血清钾高于 5.5 mmol/L 时为高钾血症。钾离子主要存在细胞内，而血浆中钾的增高并不能代表体内总钾的增高。

1. 病因

高钾血症的最常见原因有钾摄入过多、钾从细胞内转移到细胞外或是肾脏排钾减少。肾功能正常情况下，高钾饮食引起高钾血症的可能性极小。大量输注库存血、静脉输注钾过多且过快时，可引起高钾血症。溶血、严重创伤、挤压伤、大面积烧伤、癫痫持续状态、高血糖、酸中毒、琥珀胆碱等均可使钾离子由细胞内转移到细胞外，引起高钾血症。急性或慢性肾衰竭，可引起肾小管排钾功能障碍。肾上腺功能减退、低醛固酮症，可使醛固酮减少或功能减弱，排钾减少。长期应用保钾利尿剂也可引起高钾血症。非甾体抗炎药、血管紧张素转化酶抑制剂和大剂量肝素可干扰醛固酮的释放或分泌，影响排钾。

2. 临床表现

高钾血症的症状和体征为非特异性，可以表现为焦虑、无力、反射减弱、轻瘫和肌束震颤，心电图变化最有助于其诊断。血钾 > 5.5 mmol/L 时，出现对称高尖 T 波；血钾 7~8 mmol/L 时，P 波消失、QRS 波增宽。高钾血症可出现传导阻滞及各种快速性室性心律失常，严重时出现室颤或停搏。

3. 治疗

血钾高的老年人需要持续心电监测。当发生心律失常时，可用 10% 葡萄糖酸钙或 5% 的氯化钙 10 mL 缓慢静注；伴低钠血症时，可用 3%~5% 的氯化钠 100~150 mL 静脉滴注（心、肾功能不全者慎用），用钙盐、钠盐制剂来拮抗钾离子对心肌的毒性作用。使用排钾利尿药或血液透析的方法促使钾排出体外。促进钾离子进入细胞内的方法：①静脉滴注葡萄糖 – 胰岛素液，一般用量为 10% 葡萄糖液体 500 mL 加入胰岛素 12.5 U；②用 5% 碳酸氢钠溶液 100~150 mL 静脉滴注，可促使钾离子进入细胞内。

五、低钾血症

血钾低于 3.5 mmol/L 为低钾血症。

1. 病因

老年患者最常进行利尿治疗；此外，碱中毒、输注胰岛素使钾离子转移至细胞内，导致细胞外低钾；呕吐、腹泻丢失大量含钾的胃肠道液；进食不足、高血糖或酮症酸中毒导致渗透性利尿；肾毒性药物或肾小管酸中毒导致经肾排出过多的钾。

2. 临床表现

多数患者血钾 < 3 mmol/L 时才表现出临床症状，其中心血管系统症状最为显著。当心电图异常（ST 段压低、T 波低平或倒转、出现 U 波）时，轻度低钾血症多表现为窦性心动过速、房性及室性期前收缩；重度时可致室上性或室性心动过速及室颤。神经肌肉症状表现为情感淡漠、无力、痛性痉挛、肌束震颤。严重低钾血症可导致骨骼肌和肾脏系统异常，出现多尿、夜尿，骨骼肌结构破坏，呼吸肌麻痹和横纹肌溶解。

3. 治疗

补钾需注意：见尿补钾；少尿或无尿时，应暂缓补钾；若每小时尿量在 40 mL 以上，补钾较为安全。补钾速度不宜过快，多限制在每小时 20 mmol（1 g 氯化钾 =13.4 mmol/L 钾）以下，以免发生高钾血症。输钾 0.75 mmol/kg 1~2 小时，可以使血钾浓度由 3.0 mmol/L 增加至 4.5 mmol/L。如果是血钾浓度低于 2.0 mmol/L 并且出现室性期前收缩或室性心动过速，需要较快补钾，第一小时需输注 80 mmol/L。补钾速率如达每小时 10~20 mmol，应严密监测心电图，同时密切监测血清钾水平。临床中可以根据血清钾的浓度值估计补钾的量：血清钾 3~3.5 mmol/L 时补钾 100 mmol，血清钾 2.5~3 mmol/L 时补钾 300 mmol，血清钾 2~2.5 mmol/L 时补钾 500 mmol，每天补 3~5g 钾，数天可纠正。低钾血症常伴有低镁血症，应同时补镁。外周静脉补钾浓度不宜超过 40 mmol/L，速度不宜过快，否则会刺激静脉引起疼痛、静脉炎和血栓。

六、低钙血症

老年人也常常会发生血钙异常。人体绝大部分钙以磷酸钙或碳酸钙的形式贮存于骨和牙齿中，仅 1% 存在于细胞外液中。血浆中的钙主要以 3 种形式存在：40% 与血浆蛋白（主要是白蛋白）结合；50% 为离子钙（Ca^{2+}）；10% 为非离子钙，与磷酸、硫酸以及枸橼酸形成化合物。血钙的正常值为 2.2~2.6 mmol/L，血钙 < 2.2 mmol/L 为低钙血症。

1. 病因

老年人低钙血症的最常见原因是低蛋白血症，血浆白蛋白浓度每降低 1 g/L，血钙浓度约降低 0.8 mg/L。大量输血、大量快速输注白蛋白、碱中毒等均可引起低钙血症；

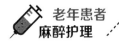
另外一些疾病如急、慢性胰腺炎、甲状腺功能减退、肺癌等肿瘤、维生素 D 缺乏或代谢障碍、镁缺乏、脓毒血症、胃肠部分切除、慢性肾衰竭等也均可引起低钙血症。

2. 临床表现

主要表现为神经肌肉的应激性和兴奋性增高，可出现焦虑、易激动、感觉异常、手足搐搦发作，重度患者还可出现支气管平滑肌痉挛、喉痉挛、呃逆。心电图表现为 Q-T 间期延长，ST 段延长，T 波低平或倒置，可有窦性心动过速伴心律失常。

3. 治疗

去除病因，根据病情补钙。慢性低钙血症可口服钙剂、维生素 D，进行日光浴。对于严重的低钙血症患者出现喉痉挛、窒息或惊厥发作，须立即补钙，以 10% 葡萄糖酸钙或 10% 氯化钙 10~20 mL，使用葡萄糖液稀释至 20~40 mL，缓慢静脉推注，每分钟不超过 2 mL。必要时可在 1~2 小时后再重复一次。每 2~3 小时测血钙和其他电解质一次，若补钙效果欠佳，应考虑是否伴有低镁血症。

七、高钙血症

血清蛋白正常时，血清钙浓度高于 2.75 mmol/L 为高钙血症。

1. 病因

甲状旁腺功能亢进症、恶性肿瘤、慢性肾炎、低磷血症等疾病是引起老年人高钙血症的最常见原因，其他原因还包括长期使用噻嗪类利尿药、甲状腺功能亢进症、肾上腺皮质功能减退、肾移植手术患者等。

2. 临床表现

高钙血症最初可出现中枢神经肌肉系统表现，如肌无力、反应迟钝、淡漠、腱反射抑制。肾脏表现为多尿、肾结石和少尿性肾衰竭。胃肠道症状为恶心、呕吐、腹痛、便秘，同时胰腺炎和消化性溃疡发病率增高。心电图的特征性改变是传导阻滞，Q-T 间期缩短，出现严重高钙血症（血清钙浓度 > 4.0 mmol/L）时，T 波增宽，并可发生心律失常。血钙值在 3~3.75 mmol/L 时可出现神经衰弱，4 mmol/L 时可出现精神症状，> 4 mmol/L 时可发生谵妄，> 4.5 mmol/L 时可发生高钙危象，其表现为高热、严重脱水、心律失常、意识不清、昏迷等症状。手术、创伤、严重脱水、应激状态、感染等常是诱发高钙血症危象的原因。

3. 治疗

有症状的高钙血症最有效的治疗方法为利尿剂和生理盐水稀释血浆钙浓度，促进钙排出。也可选择降钙药物，如降钙素、糖皮质激素等。必要时给予血液透析治疗。

八、血镁异常

正常人体中 50%~60% 的镁存在于骨骼中，细胞外液中的镁仅占 1%，正常血清镁浓度为 0.75~0.95 mmol/L。

1. 原因

饮食中镁摄入不足、利尿剂应用是老年人出现低镁血症的最常见原因。其他导致低镁血症的原因包括肠吸收障碍、心力衰竭患者醛固酮分泌过多、肾脏疾病、糖尿病酮症酸中毒等。一些药物的长期应用，如利尿剂、免疫抑制剂等使肾排镁增加。而高镁血症不太常见，多是由于肾功能不全的患者补镁不当，导致血镁过高。

2. 临床表现

轻度低镁血症通常无临床症状，当血清镁浓度低于 0.5 mmol/L 时，可出现情感淡漠、抑郁、谵妄等精神症状。神经肌肉系统中手足搐搦症最常见，还会有头晕、眼震、咽下困难、腱反射亢进等症状。心电图常见 Q-T 间期延长、ST 段压低、非特异性 ST-T 改变，还可出现室性或室上性心律失常等。尿中镁离子可抑制尿中钙盐结石形成，长期低镁易出现尿路结石。

高镁血症主要表现为中枢神经系统、周围神经系统和心血管系统的抑制。血镁浓度＞2.0 mmol/L 时，血压下降，皮肤潮红；＞3.2 mmol/L 时，则抑制心脏传导，导致 QRS 波增宽，P-Q 间期延长，自主神经功能障碍，出现恶心、呕吐；在 4.8~6.0 mmol/L 时，出现神志淡漠、昏迷、深反射受抑制和消失、肌无力及麻痹；＞7.2 mmol/L 时，可发生完全性传导阻滞及心脏停搏。

3. 治疗

去除病因，补充镁盐是低镁血症的治疗原则，在纠正低钾血症、低钙血症时注意镁盐的浓度。

单纯镁缺乏可分次口服氯化镁 1~2 克 / 天。治疗低镁血症导致的急性心律失常时，常用硫酸镁 8~12 mmol/L（200~300 mg）于 5 分钟内静脉注射，应注意监测血压、心律变化。

高镁血症治疗采取补液和利尿相结合的方法，必要时血液透析治疗。急性高镁血症的纠正常用 10% 葡萄糖酸钙 10~20 mL 缓慢静脉推注，肾功能不全者应慎用钙剂。

（魏丽丽　修　红　徐　虹　王素娟）

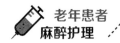
第四节 老年患者常见的酸碱失衡

一、代谢性酸中毒

血浆 pH < 7.35 可诊断为酸血症，碱剩余（BE）< −3 mmol/L 为代谢性酸中毒。代谢性酸中毒是老年人在临床上最常见的酸碱失衡类型，主要由于体内非挥发性酸增多或细胞外液中碱减少所致，其主要特征是血浆中 HCO_3^- 浓度减少和 $PaCO_2$ 代偿性下降。阴离子间隙（AG）的正常值通常为（12±4）mmol/L，代谢性酸中毒可按照阴离子间隙改变分为 2 类：阴离子间隙增高性代谢性酸中毒和阴离子间隙正常性代谢性酸中毒。相比之下，阴离子间隙增高性代谢性酸中毒更为常见，其中老年患者乳酸酸中毒为最多见和最严重的诱发原因；休克、严重贫血或出血导致的组织低灌注、充血性心力衰竭和严重低氧血症、低温致微循环灌注不良会使血乳酸明显增加，导致严重代谢性酸中毒；高热或长时间饥饿或糖尿病使血酮体增多、外源性酸进入或酸排除减少、水杨酸中毒、甲醛中毒等因素也是阴离子间隙增高性酸中毒的一个重要原因。阴离子间隙正常性代谢性酸中毒常与高钾或低钾血症相关；此外，碳酸酐酶抑制剂的应用、呕吐或肠造瘘等使 HCO_3^- 经胃肠道丢失、肾小管酸中毒、尿道梗阻、肾盂肾炎等因素也可导致阴离子间隙正常性代谢性酸中毒。

酸中毒的主要症状是呼吸有力且深而快，严重时可出现中枢神经抑制症状，如嗜睡、谵妄，甚至昏迷；若伴有高钾血症或高钙血症，可表现为心脏应激性增强、心律失常、神经兴奋性降低及腱反射减弱等。

对于治疗，首先要保证合适的通气、循环稳定和充足的氧供。轻度代谢性酸中毒一般可通过纠正病因而好转，可给予适量的平衡盐液。中到重度代谢性酸中毒需要碱性药物治疗，其中碳酸氢钠（1 g 碳酸氢钠 =12 mmol 碳酸氢根）较为常用。所需碱性药物量的计算方法：补碱量（mmol/L）=ΔBE×0.25×体重（kg）。先给予计算量的 1/3~1/2，1 小时后重新测定血浆 pH，再重新计算需要量。补碱要注意不能过快、过量，宁酸勿碱，如果出现碱血症，会导致低钾血症、高渗状态、脑血流量减少等后果。纠酸要注意补钾。糖尿病酮症酸中毒需补给足量胰岛素，用等渗盐水水化，在恢复期补充钾离子及磷离子，一般并不需要给予碳酸氢钠，但血浆 pH 过低并伴有心血管病者则应静脉补充碳酸氢钠。

二、代谢性碱中毒

代谢性碱中毒的病因主要是碱性物质在体内积蓄过多、酸性物质大量丢失等引起。此病好发于胃液大量丢失者、低钾血症者、原发性醛固酮增多症者及利尿剂过度使用者等。老年人代谢性碱中毒的原因通常为酸过多丢失（如呕吐）或是细胞外液浓缩导致的血浆 HCO_3^- 浓度增加（如利尿治疗）。当酸性胃液大量丢失，肠液 HCO_3^- 重吸收增加，会导致血液中的 HCO_3^- 含量增加而发生碱中毒，pH 升高。治疗胃溃疡时碱性药物服用过多，如碳酸氢钠片，由于药物在胃中与盐酸中和，使胃酸消失或明显减少，因而肠液中的 HCO_3^- 不能为胃酸中和而直接吸收入血，造成碱中毒；利尿剂的大量应用可造成低氯血症，使得肾近曲小管对 HCO_3^- 和钠离子重吸收增加，造成低氯性碱中毒；低钾血症时细胞内钾离子向细胞外转移，细胞外钠离子和氢离子向细胞内转移，使得细胞外液中氢离子减少，造成细胞外液碱中毒；盐皮质激素增加，可促进肾小管钠离子的重吸收，泌氢离子、泌钾离子增加可导致代谢性碱中毒。

呼吸浅慢是代谢性碱中毒的典型症状之一。神经肌肉易激惹性升高时，可出现精神淡漠、谵妄、手足搐搦、腱反射亢进等症状，偶尔会导致心电图异常；伴随低钾血症时可出现肌无力和腹胀。主要治疗方式为避免碱摄入过多，应用排钾性利尿药或患盐皮质激素增多性疾病时要注意补钾，积极治疗原发病，在药物方面可以应用氯化铵、螺内酯、氨苯蝶啶等，必要时进行血液透析治疗。

三、呼吸性酸中毒

呼吸性酸中毒是指原发性二氧化碳潴留，导致动脉血 $PaCO_2$ 升高，血中 HCO_3^- 代偿性升高。通气不足、二氧化碳潴留会导致呼吸性酸中毒。老年人通气不足常由心肺疾病导致，如哮喘、阻塞性肺疾病、肺炎、充血性心力衰竭。二氧化碳潴留使碳酸生成增加，氢离子含量升高。阿片类或巴比妥类药物可以抑制呼吸，导致呼吸性酸中毒。急性呼吸性酸中毒通常见于呼吸中枢抑制、神经肌肉疾病、人工呼吸机应用不当、气道梗阻或肺实质病变、胸廓胸膜病变。慢性呼吸性酸中毒常见于呼吸中枢抑制、气道梗阻和肺实质病变、胸廓胸膜病变。呼吸性酸中毒通常会引起患者焦虑、呼吸困难、精神错乱、嗜睡，甚至昏迷；还可表现为皮肤充血、发热、脉搏洪大、视乳头水肿、视网膜静脉扩张和视网膜出血等。

治疗主要为纠正病因，改善通气，必要时应用机械通气。但是要注意避免急性呼吸性酸中毒后过快纠正 $PaCO_2$，以免引起因 $PaCO_2$ 增加时出现的应激消失，血管扩张使回心血量减少，$PaCO_2$ 减少可使冠状动脉和脑血管收缩，导致心脏和脑供血不足，表现为血压下降、心动过缓、心律失常甚至心搏骤停。

四、呼吸性碱中毒

呼吸性碱中毒主要因为肺通气过度使血浆当中的 H_2CO_3 浓度或者 $PaCO_2$ 原发性减少。心肺疾病是过度通气导致呼吸性碱中毒的常见原因；脑卒中、代谢性脑病、精神

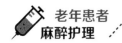
性过度通气也可导致呼吸性碱中毒。呼吸性碱中毒可使脑血管收缩，脑血流减少，影响组织对氧的摄取，使心脏、脑和皮肤血管收缩，肌肉血管扩张，还可发生血钾降低。当 $PaCO_2$ 低于 15~20 mmHg 时，可造成脑组织缺氧。急性呼吸性碱中毒可导致头晕、谵妄，甚至惊厥、心动过速等症状。因此要针对病因进行治疗，病情较长的患者要注意血钾、血钙水平，及时补钾、补钙。

五、复合型酸碱失衡

复合型酸碱失衡是指 2 种或 3 种单纯型酸碱失衡同时出现。老年人常出现复合型酸碱失衡，通常改变比较复杂，要根据原发病、病程、治疗史、电解质和酸碱检查结果，乳酸、酮体、血气等做综合评估和动态分析。临床常用判断酸碱失衡的六步判定如下。

（1）评估血气数值的内在一致性。

（2）是否存在碱血症或酸血症。

（3）是否存在呼吸或代谢紊乱。

（4）针对原发异常是否产生适当的代偿。

（5）计算阴离子间隙，了解有无高阴离子间隙代谢性酸中毒。

（6）如果阴离子间隙升高，计算潜在 HCO_3^-，判断有无其他代谢性酸中毒或代谢性碱中毒。

复合型酸碱失衡主要分为以下几种。

（1）呼吸性酸中毒合并代谢性酸中毒：此种复合型酸中毒在老年患者中最为常见。主要特征为血浆 pH 下降，碱剩余降低，$PaCO_2$ 升高。如慢性阻塞性肺疾病合并肺炎的患者可出现呼吸性酸中毒，而并发肾功能不全，则可出现代谢性酸中毒，导致严重酸血症。其他原因包括心搏骤停、中毒等。主要治疗包括改善通气，纠正缺氧与二氧化碳潴留，去除病因。

（2）呼吸性酸中毒合并代谢性碱中毒：主要特征为碱剩余升高，$PaCO_2$ 升高。慢性阻塞性肺疾病的患者出现肺水肿而使用利尿剂治疗的时候，如果液体补充不足，会导致细胞外液浓缩，血浆 HCO_3^- 浓度增加，出现代谢性碱中毒。由于二者对于血浆 pH 的作用互相抵消，使得 pH 可在正常范围之内。

（3）代谢性酸中毒合并呼吸性碱中毒：主要特征为碱剩余降低，$PaCO_2$ 降低。如糖尿病及高血压肾病的患者已发生代谢性酸中毒，又因感染、高热而出现过度换气，导致呼吸性碱中毒，那么二者综合的结果可使血浆 pH 处于正常范围之内。

（4）代谢性碱中毒合并呼吸性碱中毒：主要特征为血浆 pH 升高，碱剩余升高，$PaCO_2$ 降低。如在严重创伤刺激性过度通气的情况下出现呼吸性碱中毒，同时使用胃肠减压出现代谢性碱中毒。

（5）代谢性酸中毒合并代谢性碱中毒：针对酸碱紊乱二者互相抵消。如肾功能障碍患者有代谢性酸中毒，伴严重呕吐或补碱过多又发生代谢性碱中毒时，二者可互相抵消，血浆 pH、碱剩余、$PaCO_2$ 可在正常范围之内。

复合型酸碱失衡可以有三重复合型酸碱失衡，如呼吸性酸中毒 + 代谢性碱中毒 + 代谢性酸中毒复合；呼吸性酸中毒 + 代谢性碱中毒 + 代谢性酸中毒复合。对复合型酸碱失衡的治疗要分清矛盾的轻重主次，病因易除者要早治疗，注意水电解质紊乱的调整和治疗。

（温翠丽　王晓慧）

第五节　老年患者围手术期输血输液管理

液体治疗是围手术期管理的重要内容，包括术前禁食、禁水和肠道准备，围手术期患者基础疾病会导致液体量丢失，麻醉药物引起的血管扩张及心脏抑制均可导致围手术期低血容量，进而影响组织器官灌注，诱发或加重围手术期脏器功能障碍。不当的液体治疗会增加循环负荷，甚至发生心力衰竭。老年人脆弱的器官功能给围手术期液体管理带来极大的挑战。

一、老年患者血容量的评估方法

1. 体格检查

常用评估血容量的体格检查在老年患者中易受体格变化、并发症及药物影响。皮肤肿胀可能是老年患者自身弹性蛋白和胶原蛋白减少的表现，而不是作为水肿的可靠评价指标。老年人服用的精神药物如多奈哌齐，易导致黏膜干燥。心律失常使得脉搏和心率推测不准确。尿量易受术中麻醉药和前列腺肥大等因素导致的尿潴留影响。健康志愿者，尽管出血量达到血容量的 25%，心率和血压仍保持相对不变。

2. 实验室检查及影像学评估

乳酸围手术期监测的最终目的是评价组织器官是否获得充分的灌注和氧供。乳酸是无氧酵解的特异性产物，也是危重病患者代谢监测的重要指标，能够反映疾病的严重程度和预后效果。乳酸浓度增加常与组织低灌注、氧供不足、氧摄取减少及肝脏乳

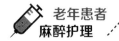
酸清除率下降有关。容量过多时影像学征象可有肺门周围和双侧静脉充盈，但对早期的容量超负荷不敏感。

3. 血流动力学的管理

用于指导液体管理的各种血流动力学监测装置可以帮助麻醉师预测患者的血容量。

（1）中心静脉压

中心静脉压（central venous pressure，CVP）等一直是反映血管内容量及心排量的指标，有系统回顾显示，CVP 不能作为患者是否需补液的依据，手术室不应该再进行常规监测。CVP 和作为动态指标的容量反应性的相关性较差，机械通气或三尖瓣反流疾病会改变 CVP 的可读性。

（2）功能性血流动力学监测

功能性血流动力学监测是一种全新的血流动力学监测方法，以心肺交互作用为基本原理，以循环系统受呼吸运动影响的程度作为衡量指标，预测循环系统对液体负荷的反应，进而对循环容量状态进行判断的血流动力学监测方式。该指标是动态的、具有功能性的参数，不同于临床常用的静态指标，如肺动脉楔压、CVP 等。功能性血流动力学监测是指某一时间段内压力、容量、血流速度或腔静脉直径的变化率，代表了一种变化程度，故以百分数的形式表示。SPV、SVV、PPV 是功能性血流动力学监测中最常用的参数。功能性血流动力学监测是预测循环系统对液体治疗反应性的参数，体现了心脏对液体治疗的敏感性，可直接反映循环系统的前负荷状态。

SVV 和 PPV 是由脉搏指数连续心输出量检测仪自动计算产生，SPV 依据有创血压波形选择 30 秒内的最大与最小收缩压人工计算而得到。左心室每搏量也会发生周期性改变，每搏量变化的幅度由潮气量和左心室舒张末容积决定。心脏搏动时动脉收缩压和脉压的变形反映了左心室每搏量的变化。每搏量、收缩压和脉压的变异性越大，有效血容量不足就越明显，因此，SPV、SVV 和 PPV 具有预测心脏对容量负荷反应的能力。

上腔或下腔变异率通过经食管超声心动图（trans-esophageal echocardiography，TEE）和经胸超声心动图（transthoracic echocardiography，TTE）的手法探测上腔或下腔静脉直接随呼吸运动的变化，计算变异程度，判断循环系统对液体治疗的反应性及循环容量状态。上腔静脉塌陷指数 > 36% 作为对容量负荷有反应的标准。18% 是下腔静脉膨胀指数区分对液体治疗有无反应患者的界值。

ΔPeak 是用 TEE 从左心室流出道水平测得的吸气时主动脉内最大峰值血流速和呼气时最小峰值血流速之差与两者平均值的比率。随着胸腔内压力的变化，左心室每搏量也发生周期性波动，主动脉血流速与左心室每搏量直接相关，因而主动脉血流速也要随着呼吸变化。ΔPeak 反映了这种变化的幅度，也反映了循环系统对前负荷的依赖程度。12% 是 ΔPeak 判断扩容有无反应的界限值。

常用的功能性血流动力学参数监测方法有以下 4 种。

1）肺动脉导管：肺动脉导管（pulmonary arterial catheters，PAC）即 Swan-Ganz 气囊漂浮导管，可经外周或中心静脉插入心脏右心系统和肺动脉，进行心脏及肺血管压力和心输出量等多项参数的测定，准确地了解危重患者的血流动力学和氧代谢指标。

2）脉搏指数连续心输出量：脉搏指数连续心输出量（pulse-indicated continuous cardiac output，PICCO）是一项脉搏波形轮廓连续心排血量与经肺温度稀释心排血量联合应用技术，仅需要一中心静脉导管和动脉导管，采用肺热稀释法测量单次心输出量，通过分析动脉压力波形曲线下面积来获得连续的心输出量及大动脉内测量温度 – 时间变化曲线，进而测量全心血流动力学参数，如外周血管阻力、每搏量、氧输送量、胸腔内血容量、血管外肺水等变化，这些参数都很好的指导 GFDT，而且其与 PAC 的相关性良好，较之创伤、危险性小、简便，使血流动力学监测与处理得到进一步提高。但 PICCO 不能测定肺动脉高压，其测量结果的准确性受患者心律失常、主动脉瓣病变及动脉疾病和在开胸手术不能准确反映前负荷情况的影响，故限制其在心胸手术中的应用。

3）TEE 测定降主动脉单位时间的血流量即心排量，TEE 与 PAC 测定的心输出量有良好的相关性，与 PICCO 测定的心输出量相关系数高达 0.92。但该监测方法往往需要专业人员参与或经过足够的培训，而且需要置入食管探头，尤其适于全麻或镇静患者。

4）FloTrac/Vigileo 监测：Vigileo 监测仪应用 FloTrac 传感器监测心输出量，它是一种基于收缩期动脉压波形分析的心排血量系统，只需普通动脉穿刺，无须通过中心静脉插管，也不用热稀释法注射进行校正，具有微创、简便、迅速的特点。每 20 秒更新一次血流动力学参数，测定综合数据心输出量、心脏指数、每搏量、每搏指数和 SVV 等。SVV 是一种功能性血流动力学监测参数，反映的是在机械通气期间，某一时间段内每搏量周期性变化的变异程度大小，具有预测循环系统对液体反应性的能力，应用于指导危重患者的容量复苏、液体管理、心功能评估、强心剂使用，以及复苏疗效的判断。

通过 FloTrac/Vigileo 监测仪得出的 SVV 值的应用还是存在一定的局限性：① SVV 只能用于没有自主呼气的机械通气患者；② 不同潮气量的设定对 SVV 的影响很敏感，可以作为对容量控制的预测器；③ SVV 需要规律的心律；④ SVV 对慢性阻塞性肺疾病患者的影响，目前还没有一定的预见性。血管紧张素的变化可能会对动态参数有影响。

4. 混合静脉血氧饱和度 / 中心静脉血氧饱和度

混合静脉血氧饱和度能很好地反映组织氧合和组织灌注情况，其为判断预后的一个理想指标，通过动态监测混合静脉血氧饱和度可有效指导治疗和评估预后。但测定混合静脉血氧饱和度需留置漂浮导管，为有创性监测，价格昂贵，还可能出现出血、

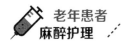

空气栓塞、心律失常、肺动脉破裂等并发症，临床广泛应用受限制。通过中心静脉导管监测中心静脉血氧饱和度是一个方便可靠的方法，它能快速反映危重患者全身氧供需平衡的瞬时变化，能早期发现组织缺氧，且优于其他传统的血流动力学参数，是评估组织氧合充分与否的间接指标，也是评估危重患者预后的重要指标；用中心静脉血氧饱和度指导 GDFT，可提高严重脓毒症或脓毒性休克患者的存活率。中心静脉血氧饱和度比混合静脉血氧饱和度高约 5%，但两者对容量负荷反应一致。

二、老年患者围手术期输血输液管理

老年人各个器官系统的功能减退、心脏顺应性下降，容量过负荷耐受差，老年患者围手术期的输血和输液有许多需要特殊注意的问题。

1. 术前评估和准备

健康老年患者能够保持水电解质、酸碱平衡，且血容量和血浆容量变化不大。但是在疾病的影响下，老年患者心肾功能减退，易出现电解质、酸碱失衡和血容量不足。麻醉前必须对老年人的全身状况和重要器官功能进行检查，通过了解病史、体检、实验室检查，评估其生理和病理状态，发现并及时纠正水电解质及酸碱失衡。仔细评估患者血容量，及时纠正异常，注意有无呕吐、腹泻、发热、出汗及排尿情况。

2. 术前液体治疗策略

全身麻醉药物可使机体保护性的呛咳及吞咽反射减弱或消失，食管括约肌的松弛使得胃内容物极易反流至口咽部，误吸入呼吸道内，可引起呼吸道梗阻和吸入性肺炎，导致患者通气与换气功能障碍，治疗困难，死亡率极高。禁食时间过长（术前晚 10 时后禁食）可使患者口渴和饥饿等不适感加重，严重时还可出现低血糖和脱水。术前液体管理的目标是避免低容量，为手术提供一个良好的容量状态。术前容量状态受患者本身并发症、术前禁食、术前肠道准备等因素的影响。日常膳食中的主要成分为碳水化合物、脂肪和蛋白质。由于它们的化学结构不同，在胃内被排空的时间和消化吸收部位也不同。因此，需根据摄入食物种类的不同而制订不同的禁食时间。清饮料种类主要包括清水、营养丰富的高碳水化合物饮料、碳酸饮料、清茶、黑咖啡（不加奶）及各种无渣果汁，但均不能含有酒精。麻醉前除了对饮料种类有限制外，对饮料摄入的量也有要求，麻醉前 2 小时可饮用的清饮料量应 ≤ 5 mL/kg（或总量 ≤ 400 mL）。淀粉类固体食物其主要成分为碳水化合物，含有部分蛋白质，脂肪含量少。由于胃液内含有淀粉酶和蛋白酶，因此其在胃内的排空时间明显短于脂肪类食物，其中淀粉类食物的排空时间短于蛋白类食物，禁食时间 ≥ 6 小时。脂肪类固体食物主要指动物脂肪、肉类和油炸类食物，由于其脂肪和蛋白含量高，且胃内缺乏相应的消化酶，因此其在胃内的排空时间明显延长，禁食时间 ≥ 8 小时。严重创伤患者，进食至受伤不足 6 小时者，消化道梗阻患者，肥胖患者，困难气道患者，以及颅脑损伤、颅内高压、昏迷等中枢神经系统疾病患者都有必要延长禁食时间。

老年人对出血和休克的耐受力不如年轻人，容量不足需要及时补充；但是快速大量输血输液又会导致严重并发症，需要密切注意，要根据体重变化、每小时的尿量、尿比重、血压、CVP、酸碱和电解质情况综合评估容量状态，调整所需的液体量和速度。麻醉前应输注足量液体进行扩容，必要时还需辅助应用血管收缩药，如麻黄碱、去氧肾上腺素等以克服交感神经阻滞所带来的血流动力学紊乱。

3. 术中液体治疗策略

术中补液应该包括患者的每小时生理需要量、禁食禁饮造成的缺失量（术前未补足部分）、术中出血量，以及呼吸道蒸发、手术期间液体在体内的再分布与创面蒸发失液等。一般腹腔镜手术术中维持的液体输注量不超过 $3\sim5$ mL·kg^{-1}·h^{-1}，开放性手术术中维持的液体输注量不超过 $5\sim7$ mL·kg^{-1}·h^{-1}。

GDFT 是根据围手术期不断变化的液体需求进行个体化补液，优化患者围手术期血流动力学，可能预防围手术期潜在的循环容量不足或过量，降低术后并发症发生率和死亡率。老年患者由于全身血容量降低，导致心、肺、肾功能减退及静脉血管张力在麻醉状态下的易丧失性。围手术期容易因为维持循环稳定而导致输注液体过量，因此，实施管理策略联合预防性缩血管药物对于降低患者围手术期心、肺、脑、肾及肠道并发症，改善患者术后转归方面具有重要作用。液体治疗策略应遵循个体化原则，除常规血流动力学监测指标外，GDFT 管理指标包括 PPV、SVV、PVI 及液体冲击试验维持液体输注量方案等。SVV、PPV、PVI 主要用于机械通气下目标导向，PPV 或 SVV $>13\%$ 时认为心脏前负荷不足，需加快输液速度直至 PPV 或 SVV $<13\%$，随后调整输液速度 $1\sim2$ mL·kg^{-1}·h^{-1}；但需注意，不同体位、腹内压及胸内压增加等因素会影响诊断心脏前负荷不足的阈值，自主呼吸、心律失常、窦性心动过速、气腹和小潮气量通气也均可能影响 PPV 和 SVV 的准确性，对于这些患者行液体冲击试验可以很好反映该状态下的心脏前负荷，结合常规血流动力学监测进行综合判断。SVV、PPV 等指标目前可能更宜用于指导何时停止输液，即使在自主呼吸或存在心律失常的情况下，当任一参数值 $<5\%$ 时，基本可排除容量不足的可能。

液体冲击试验＋小容量液体持续输注可用于非机械通气患者的容量治疗，该方法是指在 5 分钟内输注 3 mL/kg 晶体液或者胶体液，观察每搏量的增加率是否超过 10%，每搏量超过 10% 视为液体冲击试验阳性，需要进行第 2 次液体冲击试验，直至每搏量 $<10\%$；维持期间给予小容量液体输注（ $1\sim2$ mL·kg^{-1}·h^{-1} ）。

全身麻醉时预防性连续给予去氧肾上腺素（ $0.5\sim1.0\,\mu g$·kg^{-1}·min^{-1} ），或给予小剂量去甲肾上腺素（ $0.05\sim0.10\,\mu g$·kg^{-1}·min^{-1} ），或甲氧明（ $1.5\sim2.0\,\mu g$·kg^{-1}·min^{-1} ），

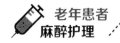

可降低为维持血流动力学平稳而对液体输注的过度依赖。GDFT 联合 α_1 肾上腺素能受体激动剂治疗可稳定重要器官的灌注，避免液体过度输注，同时降低术后总体并发症发生率，促进胃肠功能恢复，缩短住院时间，有助于非心脏手术老年患者术后快速康复。推荐剂量的 α_1 肾上腺素能受体激动剂对心功能、肾脏灌注、微循环等无明显影响。如持续输注 α_1 肾上腺素能受体激动剂，应遵循从小剂量开始，逐渐滴定至最佳剂量的原则。当需要比推荐剂量更高的剂量来维持目标血压时，应积极寻找导致循环障碍的原因。既往有心、肾功能不全的老年患者使用时应特别注意，避免因使用不当导致严重后果。

4. 术后液体治疗策略

术后液体管理的目的是维持患者较好的血流动力学状态，并能够对高危患者持续进行液体反应评估。手术对老年人脆弱的器官具有严重的打击，术后适当的液体管理可以避免液体超负荷相关并发症，改善肺功能，增加组织氧供，促进胃肠运动，促进伤口愈合。术后需要严密观察和监测，并注意水电解质酸碱平衡。静脉补液要注意控制速度和总量，术后给予低张液体会导致低钠血症，可以小心使用等张溶液，注意监测尿量和脉率。每小时尿量低于 50 mL 时，可能提示输液量不足；每小时尿量超过 100 mL 时，可能提示输液量偏多。脉率过快一般提示输液过快，有引起心力衰竭、肺水肿的可能。但个别患者可能是由于输液量不足、心排血量减少而引起的心率增快。

5. 术中输血与凝血管理

观察性资料显示，输血对老年患者有益，与输注不含白细胞异体血相比，输注含白细胞的异体血可导致大量炎性细胞因子释放，增加围手术期血管外水肿的发生。围手术期常通过对失血量的估计、并发症、手术医生请求、血细胞比容水平、凝血状态、血流动力学参数、改善心肌氧供或输血指南来确定输血的目标。

我国《临床输血技术规范》提出，血红蛋白 > 100 g/L 时无须输入红细胞悬液，血红蛋白 < 70 g/L 应考虑输注红细胞悬液，血红蛋白值 70~100 g/L 应主要根据患者心肺代偿能力、机体代谢和耗氧情况及是否存在进行性出血来决定是否输入红细胞悬液。在此范围中，《临床输血技术规范》主要强调了临床情况和患者症状，现阶段没有单独基于年龄的充分证据支持老年患者应该采用开放性输血策略或者需要更高的血红蛋白水平。输血的正确目的是改善氧供，而不是使血红蛋白达到某一目标水平，临床上判断血红蛋白水平是否能够维持氧供需平衡，还取决于动脉血氧饱和度、心输出量和氧耗 3 方面的因素。老年患者血红蛋白若处于 70~100 g/L 的范围，更建议个体化地制订输血策略，有助于减少不良事件及相关并发症。此外，非肿瘤患者大量出血可采用自体血液回收、快速等容性血液稀释等技术；肿瘤患者术中大出血的情况下，输血的原则为维持全身基本氧供需平衡，尽量减少异体血输注，或者实体肿瘤患者术前采用介入方法降低肿瘤的血液供应，达到降低出血及降低异体血输注的风险。在没有活动

性出血或有明确的凝血障碍实验室证据前，不应输注血浆。在术中大出血的情况下，容易因过度依赖输注浓缩红细胞，晶、胶体溶液而致稀释性凝血病的发生，新的凝血管理指南推荐输注红细胞与输注新鲜冷冻血浆的比例为2∶1，并强调了输注纤维蛋白原和凝血酶原复合物在增强凝血功能方面的重要性。在条件允许时，输注异体血建议行以下监测：在做出输注红细胞悬液的决定前，最好进行血红蛋白浓度监测以提供输血的客观证据；进行实时凝血功能监测，在血栓弹力血流图或Sonoclot凝血功能监测的指导下输注凝血物质；在血容量急剧改变的状况下，患者的体温会出现快速下降，低体温会导致患者凝血酶原活力降低及纤维蛋白原的合成功能抑制，由此增加患者的出血量及异体红细胞的输注量。应尽可能对输血及输液进行加温处置。同时应进行体温监测，并进行积极的复温，目标是将患者体温维持在36℃以上。

年龄相关的生理改变及器官功能的储备下降使老年患者围手术期风险增加。老年患者的水电解质异常与死亡率相关，改善围手术期液体管理可以改善老年患者预后。围手术期液体管理分术前、术中和术后3个阶段，其原则在于避免术前血容量不足、维持围手术期血容量的同时，避免液体超负荷。围手术期液体管理目标是在维持合理的器官灌注与减少术后并发症之间获得平衡。

（王晓慧　王晓霞　魏　明）

第九章　老年患者疼痛管理

随着人口的逐渐增长，发达国家及发展中国家的人口寿命越来越长，老年人口数量越来越多。由于机体生理平衡能力和对疼痛调节能力降低，年老体弱的人更容易遭受持续性疼痛，约有 50% 的人患有中度至重度的持续性疼痛。

国际疼痛研究协会将疼痛定义为"一种与组织损伤或潜在组织损伤相关的，涵盖了感觉、情感、认知和社会维度的痛苦体验"。它既是机体对周围环境的保护及防御性反应的方式，同时又是许多疾病的伴随症状。多数老年人存在疼痛治疗不足的问题，引起疼痛的敏感化及慢性疼痛综合征，导致从身体、心理等多个方面影响到了其健康及疾病的康复，引起谵妄、情感及躯体功能障碍。使老年人的活动受限、娱乐活动受限、姿势受限、睡眠障碍，严重降低了他们的生活质量。进入 21 世纪，对疼痛的治疗和护理已经成为临床医疗服务的一项基本内容，因此，老年人的疼痛问题应该受到医护人员的重视。

在 2018 年的《英国老年患者疼痛评估指南》[1] 中强调目前存在进行最佳疼痛评估和管理的障碍，包括从业者没有将有关疼痛评估和管理的信息和知识转化为临床实践，此外，老年人的认知障碍发生率较高，严重的认知障碍和言语障碍也是疼痛评估的有据可查的障碍 [2]。护士的疼痛评估技能也可能是一个潜在的问题，注册护士的疼痛评估比护理助理 / 实习护士的评估更可靠。如果老年人的大部分护理由后者提供，这对于最佳疼痛评估是一个挑战。仅基于医学评估的疼痛管理被认为是不足的，并且协作性多学科团队方法被认为是必不可少的。但是大家已经认识到，在协作性多学科团队方法中，人们对疼痛的管理存在多种知识和态度，因此有必要通过培训或教育来改善这种情况。这不仅限于初始入门教育，还应持续进行，以确保医护人员了解影响疼痛管理的最佳评估方法的因素，以及疼痛评估的时间和连续性。

根据疼痛的病程及病理机制将疼痛分为急性疼痛和慢性疼痛。

第一节 急性疼痛

一、急性疼痛的定义及分类

国际疼痛研究协会对急性疼痛的定义为：新近产生并持续时间较短的疼痛。通常是指疼痛时间短于 3 个月的疼痛。急性疼痛通常与损伤或疾病有关。急性疼痛包括手术后疼痛，创伤后疼痛，心绞痛、胆绞痛、肾绞痛等内脏痛，骨折痛、牙痛等均为伤害感受性疼痛，其中手术和创伤后疼痛是临床最常见的急性疼痛。手术后疼痛（简称术后痛）是机体受到手术刺激后即刻发生的一种临床疼痛反应，是临床最常见并且需要立即处理的急性疼痛。创伤性疼痛是患者机体受到创伤（如各类利器伤、化学伤、火器伤、钝挫伤及撕裂伤）时出现的疼痛。创伤性疼痛根据发生的部位不同，可分为躯体痛与内脏痛，疼痛对患者的影响也因创伤部位、范围及受伤程度的不同而不同。

二、急性疼痛对机体的不良影响

1. 疼痛对循环系统的影响

老年患者对疼痛的敏感性降低，一旦产生疼痛，机体会产生应激反应，激活交感神经系统，释放内源性活性物质，对循环系统产生一定影响，使患者术后血压升高，心率加快，心肌耗氧量增加，心律失常等，可诱发原有冠心病的老年患者心肌缺血、心绞痛及心肌梗死的发生；疼痛可使体内微循环变慢，从而使血流速度减慢，造成血液淤滞引发机体高凝状态。

2. 急性疼痛对呼吸系统的影响

急性疼痛可使老年患者潮气量降低、气道高压、肺活量及肺泡通气量下降，呼吸变浅变快，切口的疼痛使患者不敢深呼吸和用力咳嗽，尤其是腹部手术及胸部手术的患者，容易引发肺炎、肺不张、低氧血症，甚至呼吸衰竭。肺的气体交换不彻底，使肺的顺应性降低，通气功能下降，造成机体缺氧和二氧化碳潴留。

3. 急性疼痛对消化系统的影响

急性疼痛可抑制胃肠道功能，使胃肠道消化液分泌减少，胃肠蠕动和排空减慢，导致术后恶心、呕吐、腹胀。疼痛还可导致胃肠道血流减慢，影响伤口愈合，胃肠功能恢复延迟。急性创伤性疼痛或术后疼痛甚至可引发肠梗阻。肠道功能是关系到患者术后恢复及能否及时出院的重要环节。有效的术后镇痛可以促进胃肠道功能的恢复，加快出院。

4. 急性疼痛对凝血系统的影响

疼痛应激可导致血液的高凝状态，提高深静脉血栓形成和血栓栓塞的发生率。疼

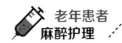

痛引起交感神经系统兴奋，血管收缩，微循环血流速度明显减慢，患者的全血黏度、血浆黏度增加，血液处于高黏滞状态。

5. 急性疼痛对认知功能、心理和行为的影响

疼痛可造成老年患者认知功能的改变，增加术后谵妄发生的风险。因此，术后需要注意老年患者行为的改变。此外，老年患者本身对疼痛的敏感度比较高，加上对疾病的担心和不安，一旦发生术后疼痛会给老年患者带来一定的恐惧、焦虑、抑郁、不满、挫折、沮丧等不良情绪，机体的不适可使他们表现出烦躁、愤怒、肢体受限，引发对手术的不满和对疾病产生绝望。没有得到良好治疗的疼痛可使患者丧失独立生活能力和工作能力。

三、急性疼痛管理

急性疼痛管理是通过多学科的医护合作，缓解患者因手术、创伤或烧伤等引起的急性疼痛的过程。急性疼痛管理的目标是为患者最大限度地镇痛，尽可能降低疼痛所致的生理、心理不良影响，维持机体的功能状态，尽量最小化不良反应，给患者提供最优质的生活质量，使患者满意。美国、德国、英国等发达国家自20世纪80年代中期就已经先后成立了急性疼痛协会组织，该组织成员有麻醉医生、外科医生、接受疼痛培训的护士及药师等。专门负责术后疼痛的治疗及管理，包括对各种急性疼痛进行治疗，提高患者的舒适度及满意度，减少术后并发症的发生，定期对医护人员进行急性疼痛管理理念、知识、技能的培训，进行疼痛管理质量改进等。在这些成员中，护士在术后疼痛管理中是非常重要的角色。护士是与患者联系最密切的人，对患者的病情最了解，能够及时发现患者生理及心理等多个层面的问题，并能够对疼痛的治疗效果及时进行动态的观察评估。在临床中，护士通过疼痛评估，病情监测，进行镇痛药物的使用及疗效评估，副反应的观察、进行非药物的干预措施及健康宣教工作等在多学科合作的急性疼痛管理中发挥着主体作用。

Rawal 和 Berggren 提出的急性疼痛服务模式以护士为基础，以麻醉医师为督导，充分发挥护士的作用，减少医疗费用，被认为是目前最佳的术后疼痛管理模式。

该模式护士在麻醉医生的督导下，在患者宣教、疼痛评估、非药物及药物干预方面发挥了重要的作用。护士在急性疼痛管理中的职责如下。

（1）进行疼痛筛查及评估：患者入院时进行疼痛的筛查，在整个医疗服务期，持续动态的评估疼痛，并在疼痛干预后及时评估镇痛效果及有无副反应的发生。

（2）制订疼痛护理计划：由疼痛管理团队的所有成员、患者及家属共同参与，对患者的文化社会背景、疼痛的病因、目前的疼痛状况、疼痛的干预方式、疼痛的目标等因素综合考量，帮助患者制订个性化的疼痛治疗目标，再制订相应的疼痛护理计划。

（3）提供舒适化的护理：避免焦虑、恐惧等精神因素及噪声等环境因素的刺激，保持环境安静，调节适宜的温湿度，加强患者的心理护理，协助患者取舒适卧位等。

（4）恰当地实施药物镇痛：护士掌握正确的给药时机、途径及方法。尤其是对"需要时使用"镇痛医嘱的执行时机应准确；多种药物联合应用时，应注意药物的相互作用；密切观察有无不良反应的发生；并做好特殊镇痛方式如患者自控镇痛及硬膜外镇痛等的护理。

（5）指导患者非药物镇痛：指导患者采取冷热敷、经皮神经电刺激、穴位按压及放松训练等措施缓解患者疼痛，指导胸腹部手术的患者使用胸带或腹带缓解活动和咳嗽时的切口部位疼痛。

（6）健康宣教：向患者普及疼痛相关知识，消除患者的错误观念，根据患者的文化程度及理解能力采取合适的宣教方法，如集体授课、宣教视频、一对一讲解等。

（7）记录：把对患者的疼痛评估、干预措施及疗效和副作用及时记录在护理记录单。

四、老年患者急性疼痛评估

关于老年患者疼痛的存在及其强度，最准确且最可靠的证据是患者的自我报告[3]。即使对于认知受损的患者，其自我报告也是最可靠和准确的[4]。与患者讨论期间（包括定期评估疼痛）的责任应在于临床医生或护理人员。应使用适当的疼痛评估术语以得到有意义的回应，老年人通常否认疼痛，但在被问到诸如酸痛或不适之类的相关术语时可能会做出积极反应。重述问题以找出疼痛的存在，例如"您在任何地方受伤了吗？"或"什么阻止您去做自己想做的事情？"，可以证实疼痛的存在与否，即先与患者进行简单的沟通交流，再询问患者疼痛的相关问题。对于该患者的疼痛评估应清楚地记录在患者的护理记录中。

1. 改善疼痛评估与感觉和认知年龄相关的考虑因素

（1）有听力和视力障碍患者的评估策略

1）直接与患者面对面交流。

2）用正常的语调缓慢清晰地讲话。

3）使用简单的语言和同义词重复和改写问题，以减轻患者痛苦。

4）使用助听器或放大设备。

5）提供良好的光线环境如照明。

6）提供大字体的视觉提示（如疼痛等级）。

（2）痴呆和谵妄等认知障碍患者的评估策略

1）保持面试时间简短。

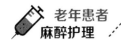

2）使用简单的语言和同义词重复和改写问题，以减轻患者痛苦。

3）准备有限的伸张距离，并认识到患者可能容易分心。留出足够的时间进行问题处理和回复。

4）当患者无法言语时，请患者使用其他方式，如指向或点头以传达疼痛。

5）如果患者不能适当应对，可与直系亲属进行交流。

2. 全面评估

全面评估包括对身体、功能、心理、精神和文化领域的评估，应将这些评估结合起来以确保评估准确。疼痛特征的任何突然变化都可能表示病情恶化或新的伤害，需要评估。

（1）进行详细的病史记录。家庭成员或照料者作为信息来源的重要性不可忽视。

1）疼痛评估报告。

2）医学诊断，相关实验室和诊断测试。

3）镇痛史（例如处方药和非处方药，草药，维生素和酒精使用情况）。

4）综合疗法。

5）功能能力评估（例如对日常生活和活动能力的评估）。

6）心理功能（例如情绪，焦虑和抑郁）；经常发生心理并发症。

7）患者及其家庭的精神和文化信仰与态度，这些可能会给患者带来痛苦或舒适感。

8）任何创伤史都应进行评估。

9）确定与疼痛管理相关的所有高级指令。

（2）进行身体检查并彻底检查所有疼痛部位。

1）肌肉骨骼系统：① 检查触发点和炎症；② 使用特定的动作，例如直腿抬高和关节运动；③ 评估平衡，如步态和步行速度。

2）神经系统：评估提示神经病变和神经损伤的自主神经、感觉神经和运动缺陷。

3）认知状态：使用在成年人中验证过的可靠工具进行评估，例如简易精神状态检查（mini mental status examination，MMSE）。

3. 认知完好的老年人的评估方法

（1）首先，确定老年人的自我报告能力和获取自我报告的能力。建立疼痛自我报告可靠性的方法有：观察该患者意识和语言交流的连贯性；要求该患者从混合了疼痛和非疼痛描述语的列表中选择2个类似的描述疼痛的词，观察以获得概念上的理解；通过让患者从0到10中选择相应的数字分别代表轻度和重度疼痛，来评估患者对自我报告疼痛量表的概念理解，几分钟后重复此任务；如果患者可靠地报告疼痛，则患者应具有相同或相似的评分。这也可以通过在数字评分量表上询问7~9的剧烈疼痛来实现。

（2）通过询问"现在"或"此刻"是否有疼痛、受伤、酸痛或不适，来让老年人自我报告是否存在疼痛。老年人可能难以解释疼痛的特征，例如位置、强度和持续时间。

（3）使用有效、可靠且首选的疼痛量表来测量自我报告的疼痛强度，例如面部表情疼痛量表修订版，爱荷华州疼痛温度计，爱荷华州疼痛温度计修订版，语言评价量表或数字评分量表等。

（4）评估疼痛对功能的影响，以确定疼痛的可接受性。询问疼痛如何影响日常活动的能力。可采用功能性疼痛量表、简明疼痛量表或疼痛强度，生活享受和一般活动问卷。

（5）评估疼痛对睡眠和情绪稳定的干扰。

（6）为舒适、良好的功能和情绪制订现实的目标。

4. 认知障碍老年人的评估方法

（1）确定提供自我报告疼痛的能力，并始终不要先拒绝自我报告。如果无法进行自我报告，请采取以下步骤。

查找潜在的疼痛原因或与疼痛相关的潜在行为。

1）急性疼痛（例如骨折、跌落、淤伤、手术或开放性伤口）。

2）持续性疼痛（例如关节炎、周围神经病）。

3）程序性疼痛（例如来自血压的压力、静脉内引发/发炎、导管插入、手术）。

（2）使用经过验证的具有文化敏感性的疼痛行为工具，观察可能表明疼痛的行为。建议分2步进行。首先，观察休息时的疼痛行为；其次，观察运动过程中的行为（被动或主动）。运动中与疼痛相关的行为增加提示存在潜在的疼痛源。了解人的基本行为有助于区分其他原因引起的疼痛。提示认知障碍或非言语老年人疼痛的常见行为可能包括以下各项。

1）面部表情（例如做鬼脸、紧绷眼睛、快速眨眼）。

2）口头表达（例如"停下来！"或寻求帮助、尖叫）。

3）身体运动（例如僵硬、支撑、坐立不安）。

4）人际交往中的变化（例如戒断、抗拒护理）。

5）活动和每日痛苦的变化（例如拒绝食物/饮食减少、睡眠障碍）。

6）精神状态和情绪变化（例如精神错乱/谵妄增加、烦躁不安）。

5. 术后活动性疼痛评估

术后活动性疼痛是术后的患者在进行功能活动如有效咳嗽、深呼吸、关节功能锻炼及下床行走时发生的疼痛。静息性疼痛是患者静息不动时发生的疼痛，一般情况下，同一患者的活动性疼痛的强度会高于该患者静息时的疼痛强度。术后活动性疼痛的评估适用于对术后早期活动及功能锻炼要求较高的疾病。为全面评估患者术后的活动能力及疼痛情况，对患者术后的活动性疼痛进行评估时，护士可采用主观疼痛评估法与客观疼痛评估法相结合的方式[5]。

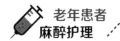

（1）主观疼痛评估法

主观疼痛评估法为应用患者自我报告型的单维疼痛评估工具进行疼痛评估。包含数字评定量表、视觉模拟评分量表、修订版面部表情疼痛评估法、口头评分法等。

（2）客观疼痛评估法

客观疼痛评估法（functional activity score，FAS）是医务人员借助客观疼痛评估工具，通过让患者尝试进行某一项功能锻炼，来观察患者该项运动的完成情况，从而对该项活动受疼痛影响的程度进行评估。临床应用三等级功能活动评分法（三等级 FAS）或四等级功能活动评分法（四等级 FAS）对术后活动性疼痛进行客观评估。

三等级 FAS：医务人员观察患者某项功能活动的完成情况，将活动完成受疼痛影响的程度分为 A、B、C 三个等级（表 9-1）。澳大利亚维多利亚州质量控制委员会（Victorian Quality Council，VQC）将术后活动性疼痛控制目标定为 FAS ≤ B，并且患者主观自评活动性疼痛为中度以下（NRS ≤ 4）。

四等级 FAS：童莺歌等将三等级 FAS 的评级标准进行细化，将评级标准增加"护理权限内的非药物镇痛措施对患者功能活动的影响"内容，改良后成为四等级 FAS，成功地应用于临床护理评估中（表 9-2）。

医护人员使用 FAS 进行疼痛评估时，应选择合适的功能活动作为评估的参考，并人性化地开展 FAS 评估，基于患者的疼痛情况及身体恢复情况，循序渐进地开展功能活动。

表 9-1　三等级 FAS

分级	评价标准
A 级	疼痛完全不会限制功能活动
B 级	疼痛轻度限制功能活动
C 级	疼痛严重限制功能活动

表 9-2　四等级 FAS[6]

分级	评价标准
Ⅰ级	疼痛完全不会限制功能活动
Ⅱ级	疼痛轻度限制功能活动，经非药物措施（如按压伤口、使用胸带）后能够如常开展运动
Ⅲ级	疼痛中度限制功能活动，经非药物措施（如按压伤口、使用胸带）后能够尝试开展功能活动，但因疼痛影响，无法完成整项功能活动
Ⅳ级	疼痛重度限制功能活动，即使采取非药物措施（如按压伤口、使用胸带），仍无法尝试开展功能活动

五、老年患者常用疼痛评估工具

中国临床和科研使用的疼痛评估量表为外文原版的翻译版，主要有 14 种。有单维度疼痛评估量表，多维度疼痛评估量表及神经病理性疼痛筛查专用量表。单维度疼痛评估量表评估快速、内容简洁，患者容易理解。多维度疼痛评估量表耗时相对较长，但是能够更好、更全面地描述疼痛。临床上对神经病理性疼痛进行筛查时，应使用神经病理性疼痛筛查专用量表[7]。

1.单维度疼痛评估量表

单维度疼痛评估量表是对患者的疼痛强度进行单方面的评估，是目前临床上最常用的疼痛评估量表类型。其主要通过文字、数字及图像等形式让患者将主观疼痛感受用客观的方式表达出来。优点是简单易行、评估快速等。通过医务人员简单解释，患者一般都能很快地理解量表的要求，并且能够在 1 分钟之内完成评估。因此，进行疼痛快速评估时首选单维度疼痛评估量表。

（1）视觉模拟评分量表

视觉模拟评分量表（visual analogue scale，VAS）是单维度测量评估工具中最常用的一种疼痛强度评估量表（图 9-1）。该量表主要由一条 10 cm 的直线组成，直线的一端表示"完全无痛"，而另一端则表示"能够想象到的最剧烈的疼痛"或者"疼痛到极点"等类似的词。患者会被要求在这条直线上最能代表疼痛强度的位置做标记（用一个点或一个"X"等）。测量 0 到标出点的距离即为疼痛强度评分值。使用 VAS 时需要患者具有一定的抽象思维能力，建议成年患者使用，脸谱 VAS 即面孔视觉模拟量表（facial visual analogue scale，F-VAS）是在线性 VAS 的基础上加上脸谱表情，使评估更加形象化，有智力问题的老年患者可考虑使用脸谱 VAS 进行疼痛评估（图 9-2）。

（请您用一个点或一个"X"在下面直线上标出您的疼痛感受）

完全无痛 ————————————————————————— 疼痛到极点

图 9-1 视觉模拟评分量表

（请您用"X"或垂直的"｜"，在下面横线上标出您的疼痛感受）

完全无痛 —————————————————————————— 疼痛到极点

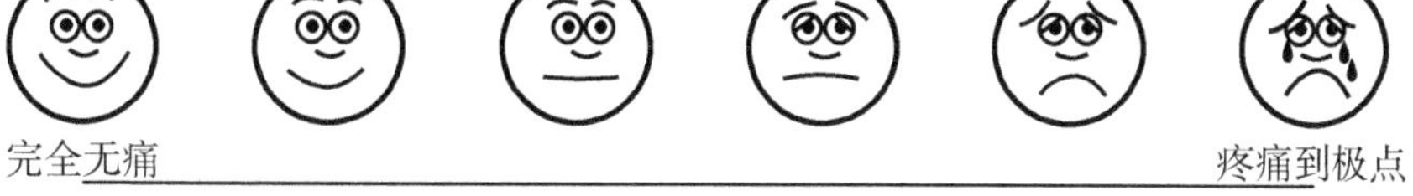

图 9-2 脸谱 VAS

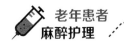

（2）数字评定量表

数字评定量表（numeric rating scale，NRS）有多个版本，最常用的是 NRS 0~10 版（图 9-3）。要求患者从 0~10 中选择代表他们疼痛的数字，0 表示无疼痛，1~3 表示轻度疼痛，4~6 表示中度疼痛，7~10 表示重度疼痛。

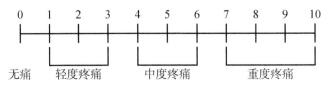

图 9-3　数字评估量表 0~10 版

（3）口头评分法

口头评分法（verbal rating scale，VRS）是加拿大 McGill 疼痛问卷的一部分，临床医生常将 VRS 独立出来用于测查单维度的疼痛强度问题（表 9-3）。VRS 有多个版本（4点、6 点、10 点评分法等），但最常用的是 5 点评分法（the 5-point VRS，VRS-5），其疼痛评估等级分别为：1 代表较轻微的疼痛；2 代表引起不适感的疼痛；3 代表比较疼痛 / 难受；4 代表严重的疼痛；5 代表剧烈的疼痛。VRS 具有评估简单快捷的优势。但缺点是 VRS 要求评估对象有一定的语言理解能力，并且 VRS 容易受到文化程度、方言等因素的影响。

表 9-3　口头评分量表

0	1	2	3	4	5
无痛	轻度不适	不适	比较疼痛 / 难受	非常疼痛	疼痛到极点

（4）修订版 Wong-Baker 面部表情疼痛评估法

修订版 Wong-Baker 面部表情疼痛评估法（Wong-Baker faces pain scale revised，FPS-R）要求患者对整体的疼痛程度从 0 到 10 进行评分，0 代表无痛，10 代表最严重的疼痛（图 9-4）。同时 FPS-R 提供了从微笑、悲伤到痛苦的哭泣等 6 种面部表情的卡通图片来形象表达分值区域分别代表的疼痛程度。疼痛评估时，患者指出能够与其疼痛程度相符的刻度或卡通面孔即可。FPS-R 比线性 VAS 更适用于儿童、老年人及文化程度较低的患者，甚至可以用于有认知功能障碍、表达困难的患者。有研究认为，FPS-R 是老年患者疼痛评估的首选[8]。FPS-R 的缺点是，患者需要在疼痛评估前仔细观察辨认卡通表情，每个患者对面部表情所表现的疼痛程度的感受不同，因此测试结果会受到患者文化和其他干扰因素的影响。这可能对于治疗前后、不同患者之间、跨文化的比较研究不够准确。FPS-R 和脸谱 VAS 有相似之处但不同的是 FPS-R 是分类变量评分（0 到 10 的整数评分）而 VAS 是连续评分（0~10 cm）。

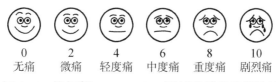

0	2	4	6	8	10
无痛	微痛	轻度痛	中度痛	重度痛	剧烈痛

图 9-4　修订版 Wong-Baker 面部表情疼痛评估法

2.多维度疼痛评估量表

多维度疼痛评估量表比较适用于全面了解疼痛给患者带来的影响,在测量患者疼痛强度的同时测试疼痛对患者心理、情绪、睡眠等产生的影响。多维度疼痛评估量表考察范围比单维度疼痛评估量表更加全面,但使用起来也相对更为复杂。

（1）简明疼痛量表

简明疼痛量表（brief pain inventory, BPI）是最常用的多维度疼痛评估工具之一。它是世界卫生组织癌症护理评估合作中心疼痛研究小组为评估癌性疼痛而开发的。目前 BPI 有 2 种版本,分别为长表（17 项）和简表（9 项）,在临床上普遍使用简表（9项）。BPI 主要评估 24 小时内或 1 周内发生的疼痛。评估的主要内容有疼痛的强度 [用 NRS 表达,从 0（代表无痛）到 10（代表非常疼痛）]、疼痛的性质（如刀割痛或者闪电痛）,以及 7 个问题描述疼痛对日常生活功能的影响 [从 0（代表无影响）到 10（代表非常影响）]。此外,BPI 还要求患者描述疼痛的位置,即通过涂色的方式在一张人体轮廓图上标示所有疼痛的位置,并以"X"标记出最疼的部位。

（2）麦吉尔疼痛问卷

麦吉尔疼痛问卷也称作麦吉尔疼痛指数（McGill pain questionnaire, MPQ）,和简化麦吉尔疼痛问卷（short-form of McGlill pain questionnaire, SF-MPQ）相比,原版MPQ 能够对疼痛的性质、强度、特点、情绪状态及心理感受等方面进行细致的记录。此问卷适合用于科研及对非急性患者进行详细调查。但由于 MPQ 问卷需要 5~15 分钟,耗时较长,结构复杂,且受患者的性别、文化程度、情感及种族等因素的影响,在临床上应用较少。SF-MPQ 是针对原版 MPQ 的缺点,对 MPQ 进行了简化,保留了 11 个疼痛强度评估,以及 4 个疼痛情感项目,并且增加了一道单维度 VAS（10 cm）用来评估整体疼痛的强度。SF-MPQ 完成时间缩短为 2~5 分钟,并且保留了原版 MPQ 的敏感度和可靠性。

（3）健康调查简表

健康调查简表（the MOS item short from health survey, SF-36）是国际生活质量评估工程的一部分,它设计的初衷是进行流行病学调查,对健康整体状况进行评估,疼痛问题只是 SF-36 整体健康的指标之一。SF-36 只有疼痛的躯体感受和疼痛带来的影响 2 道疼痛相关测试题。但是通过对关节疼痛患者的研究发现,SF-36 可以作为疼痛评估

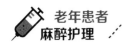
工具，其与患者疼痛评估的相关系数为0.6~0.7，只是在实际工作中，一般需要与其他疼痛量表联合使用。

（4）整体疼痛评估量表

整体疼痛评估量表（global pain scale，GPS）包含20个疼痛相关评估条目，分为4个部分，分别为疼痛、情绪感受、临床表现和日常行为（疼痛影响），是一个全面综合性的疼痛评估工具。其中疼痛部分是评估疼痛的强度；情绪感受部分是评估患者害怕、沮丧、精疲力竭、焦虑、紧张的情况；临床表现部分是评估患者的睡眠质量、独立工作能力、整体躯体感受等；日常行为部分评估疼痛对日常生活的影响，如评估购物、人际关系等。GPS是一个在临床疼痛护理工作中既全面又便捷的疼痛评估工具。GPS对于疼痛评估不仅具有可信度良好、稳定性好、可靠性高、可以进行参数检验（0~10评分）等优点，还能够较好地反映慢性疼痛患者近期的心理状态及疼痛对患者日常生活造成的影响等。因此，在临床疼痛护理工作中，GPS也非常适用于医护人员对疼痛进行全面考察。

3. 神经病理性疼痛筛查量表

（1）ID疼痛量表

ID疼痛(ID Pain)量表是神经病理性疼痛常用的筛选评估工具，优点是简明、易操作，适合于进行疼痛的快速筛选。ID Pain包含了6个评估项目，其中有5项感觉描述项和1项关节疼痛项目（表9-4）。感觉描述项分别为针刺感、烧灼感、麻木感、过电感、痛觉过敏；每个项目正向计1分。关节疼痛项目是评估疼痛是否只出现于关节部位，用来排除伤害感受性疼痛；正向计 –1 分。ID Pain敏感度高，但是特异度不高，目的是充分保证有神经病理性疼痛风险的患者可以得到相应的治疗。临床上，当患者的ID Pain ≥ 3 分（总分 –1~5 分）时，会考虑采取神经病理性疼痛相关的治疗方案，但有研究显示，当疼痛患者ID Pain ≥ 3分时，有31%的可能性不是患有神经病理性疼痛。因此，ID Pain更适合作为参考工具用来判断神经病理性疼痛，而不是最终的评判标准。

表9-4　ID疼痛量表

项　目	评　分	
	是	否
您是否出现针刺般疼痛？	+1	0
您是否出现烧灼般疼痛？	+1	0
您是否出现麻木感？	+1	0
您是否出现触电般疼痛？	+1	0
您的疼痛是否会因衣服或床单的触碰而加剧？	+1	0
您的疼痛是否只出现在关节部位？	–1	0

（2）DN4 量表

DN4 量表（douleur neuropathique 4 questions）也是一个筛选神经病理性疼痛的工具。DN4 量表有 10 个选项，包括 7 个症状自评项目和 3 个临床检查项目。自评项目包括烧灼感、冷痛感、电击样疼痛感、如坐针毡感、麻木感及瘙痒感；临床检查项目包括触摸、针刺感觉减退、触诊诱发疼痛。目前,临床上使用的是 DN4 简版,它删除了临床检查项目,只保留了 7 个症状自评项目。DN4 简版具有简单易懂的特点,患者经过简单培训后即可以完成自评。总分为 0~10 分,当患者在每个评估项目回答"是"时得 1 分,回答为"否"则得 0 分。当出现 4 个或 4 个以上情况即可诊断,即总评分大于或等于 4 分时即评定为神经病理性疼痛。根据法国的一项病例调查,DN4 灵敏度是 83%,特异度达 90%。

（3）神经病理性疼痛问卷

神经病理性疼痛问卷（neuropathic pain questionnaire，NPQ）对神经病理性疼痛的评估最为全面，共 12 个项目，其中包括 10 项症状描述项和 2 项自评项目。每个评估项目是 0~100 的整数评分，能够反映微小差异。NPQ 能够鉴别神经病理性疼痛和伤害感受性疼痛，其灵敏度为 67%，特异度为 74%。简版 NPQ 量表保留了 3 项特异判断项，即麻木感、针刺痛和触发痛。简版与原版量表具有相同的准确性。

（4）利兹神经病理性疼痛症状与体征评价量表

利兹神经病理性疼痛症状与体征评价量表（ leeds assessment of neuro-pathic symptoms and signs，LANSS）也是一个神经病理性疼痛筛查量表，有原版和简版 2 个版本。原版包括症状项（5 项）和体检项（2 项）。原版的灵敏度为 70%~90%，特异度为 94%~97%。简版将体检项删除换成自查项目，所有的症状项目保留，从而形成了自评 LANSS。简版目前在临床领域使用率很高，尤其是在临床上可以对由于经济原因或其他有幽闭恐惧症或体内有金属支架等客观条件不能做 MRI 检查的患者进行神经病理性疼痛的排查。

（5）疼痛识别问卷

疼痛识别问卷（pain detect questionnaire，PD-Q）也是一个常用的神经病理性疼痛筛查问卷，共 9 个项目。其中有 7 个症状项（0~5 分），1 个疼痛性质项（-1~2 分）和 1 个放射性疼痛判断项（是或否）。PD-Q 对神经病理性疼痛类型的筛查比较全面，仅次于 NPQ（10 项）。此外，PD-Q 要求患者对神经病理性疼痛症状进行 0~5 分评估，与大多数神经病理性疼痛问卷（如 ID Pain、DN4、LANSS）相比，PD-Q 更能反映患者神经病理性疼痛的微小差异（NPQ 除外，NPQ 分类更细）。与其他筛查量表不同且需要临床医护人员及研究者注意的是，PD-Q 将放射痛单独列出，且放射痛的评分标准和其他 7 个神经病理性疼痛症状项目不同。

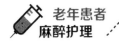
六、老年患者围手术期疼痛的干预措施[9]

1. 围手术期疼痛管理的原则

（1）规范化镇痛管理

成立全院性或以麻醉科为主的急性疼痛管理小组，成员包括外科医生或麻醉医生及护士等，有效提高围手术期患者的镇痛质量。

（2）预防性镇痛

术前给予充分有效的麻醉或神经阻滞，并且在疼痛出现前给予足够量的镇痛药。减少创伤性应激反应，减少中枢敏化，降低疼痛阈值，从而减少术后镇痛药的使用剂量并延长镇痛时间。

（3）多模式镇痛

多模式镇痛是目前较为理想的围手术期镇痛管理方案，是将多种镇痛方法和不同作用机制的镇痛药物联合应用，采用不同的给药途径，使之在疼痛发生的不同部位、时相和靶点起效，从而达到镇痛作用相加或协同的目的，使药物的不良反应降低。目前，阿片类药物分别与非选择性非甾体抗炎药、选择性 COX-2 抑制剂和（或）对乙酰氨基酚等合用是临床实践中推荐的联合用药方案。普通外科围手术期推荐在椎管内镇痛或超声引导下神经阻滞的基础上联合应用多种镇痛药物。对于采用自控镇痛的患者，在自控镇痛药物应用结束后，建议继续口服或静脉使用非选择性非甾体抗炎药物以减轻术后残余疼痛。

（4）个体化镇痛

不同患者对疼痛及镇痛药物的反应存在个体差异，不同手术的疼痛强度和持续时间由于手术部位及类型的不同而存在较大差异；应根据患者的疼痛程度综合考虑各种因素制订最佳疼痛方案，个体化选择口服或静脉给药、硬膜外镇痛、患者自控镇痛（patient controlled analgesia，PCA）等不同的镇痛方式。此外还应考虑患者因素，使患者使用最小的药物剂量即可达到最佳的镇痛效果。

2. 围手术期疼痛管理的药物

围手术期常用的镇痛药物包括阿片类药物、局麻药、曲马多、氯胺酮、非选择性非甾体抗炎药、对乙酰氨基酚、加巴喷丁和普瑞巴林等。临床医生应针对不同类型的疼痛选择相应镇痛药物，如切口痛可选用阿片类药物，炎性疼痛可选用非甾体抗炎药，内脏痛可选用羟考酮，而神经病理性疼痛可选用普瑞巴林或加巴喷丁等。

3. 围手术期常用的疼痛管理技术

（1）PCA 技术因素

这种镇痛技术是将镇痛药物的给药模式预先设置好，再交由患者"自我管理"。其中以经硬膜外患者自控镇痛（patient controlled epidural analgesia，PCEA）和经静脉患者自控镇痛（patient controlled intravenous analgesia，PCIA）的应用最广泛。

1）PCEA：PCEA 是利用 PCA 装置将药物输入患者硬膜外腔，这种镇痛技术主要适用于胸背部及以下区域疼痛的镇痛。常使用局麻药（如 0.1%~0.15% 罗哌卡因或 0.1%~0.12% 布比卡因等）复合阿片类药物的 PCEA 方案。

2）PCIA：PCIA 是利用 PCA 装置经静脉途径给药，操作简单方便，可供选择的药物相对较多，常用药物如吗啡、芬太尼、舒芬太尼、羟考酮、氢吗啡酮等，适用范围也较广。但 PCIA 是经静脉全身性用药，不良反应也较多，镇痛效果与 PCEA 相比较差。对于非阿片类药物耐受的患者，建议采用多模式镇痛。

（2）椎管内镇痛技术

椎管内镇痛技术适用于胸、腹部及下肢术后的镇痛。椎管内镇痛具有对患者的呼吸系统、循环系统等生理功能影响小的优点，与全身给药相比，椎管内镇痛的不良反应发生率相对较低。椎管内镇痛运动神经阻滞不明显，与 PCIA 及 PCEA 相比，椎管内镇痛不影响患者的意识，镇痛效果也更好，且利于患者活动。但椎管内镇痛也有缺点，有时会出现阻滞不完全，或者阻滞过度引起下肢无力、低血压等情况的发生。椎管内镇痛的患者发生硬膜外血肿的风险较低，但接受抗凝或抗血小板药物治疗的患者发生硬膜外血肿的概率明显增加。对于有严重肝功能障碍及凝血功能异常的患者禁用硬膜外阻滞镇痛。椎管内留置导管期间抗凝或抗血小板药物不建议使用。在硬膜外导管拔除前，对于预防性抗凝剂量的低分子肝素应停用 12 小时，治疗剂量的低分子肝素应停用 24 小时，普通肝素应停用 8 小时方可拔除；拔除硬膜外导管后至少 4 小时方可恢复使用低分子肝素或普通肝素。

（3）超声引导神经阻滞技术

随着超声技术的普及，神经阻滞镇痛已广泛用于围手术期镇痛治疗。其可减少伤害性刺激的中枢传入，不良反应较少。但穿刺部位感染、严重畸形、局麻药过敏需作为超声引导神经阻滞镇痛治疗的禁忌证。

（王丝瑶　王艳丽　王艺茜）

第二节　慢性疼痛

慢性疼痛是持续时间较长（3 个月以上）的疼痛，可能是由于急性疼痛没有得到有效控制，或损伤愈合后仍然持续存在的疼痛。世界卫生组织对全球流行病学调查发现，

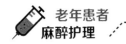
持续性慢性疼痛的发病率约为 23%。

老年慢性疼痛多为急性疾病与急性损伤愈合超过 1 个月后仍持续存在或与慢性疾患病理过程有关的疼痛，其持续性或反复发作性疼痛可延续数月至数年。据文献报道，随年龄增长，持续性疼痛的发生率相应增加，并且以退休、丧偶的老年人发生率较高，女性多高于男性。疼痛对老年人特别是临终前老年人的心理健康影响极大。

慢性疼痛持续存在的机制中以中枢神经系统的作用较为重要。其中作为神经递质的生物胺如甲肾上腺素、多巴胺、5－羟色胺神经元等对疼痛感觉的中枢调节和心理情绪紊乱的病因学方面起重要作用。导水管周围灰质、中缝大核、网状结构外侧前庭中的 5－羟色胺对疼痛有负反馈作用。上述生物胺在单胺氧化酶作用下，经氧化脱氨基作用成为失活的复合物。在 45 岁以后单胺氧化酶的活性增强，影响老年人情绪和疼痛感觉的突触后负反馈作用被削弱。

老年患者慢性疼痛常导致患者功能障碍、睡眠障碍，患者常伴有焦虑、抑郁等精神心理改变，并对患者的生活质量和生理、心理等方面造成许多不良的影响。一些长期慢性疼痛的患者由于长期卧床，活动减少，易导致血栓形成。据研究，持续 1 年以上的术后疼痛是导致患者发生行为改变的高危因素。

老年人最常见的慢性疼痛分别为腰背痛、头痛、关节痛。其中还包括：① 肌肉骨骼的疼痛，如各种骨关节炎、创伤引起的畸形性疼痛、骨骼肌的疼痛、肌筋膜疼痛综合征。② 深部组织及内脏痛，如心血管的慢性疼痛、口面部的慢性疼痛、妇科病带来的慢性疼痛、泌尿生殖系统的慢性疼痛等。③ 神经和神经根损伤性的疼痛，如截肢后患肢痛、周围神经性的疼痛、三叉神经引起的疼痛和非典型性面部痛等。④ 中枢性疼痛，如脑、脊髓的血管损伤，多发性硬化；外伤性脊髓的损伤，脑部的损伤；肿瘤；帕金森病及其余慢性非癌性的持续疼痛。⑤ 癌性疼痛等。

一、慢性疼痛的评估

1. 评估健康史

全面了解患者的既往身体状况，既往病史、有无疼痛史，有无进行过疼痛治疗及服用止痛药物，老年患者的认知功能、营养状况及活动能力等。

2. 疼痛评估

老年慢性疼痛评估应进行全面评估，尽量选择多维度疼痛评估量表，例如 BPI、GPS 及 MPQ 等。患者入院时、进行特殊治疗后及出院前应进行全面的疼痛评估，鼓励患者主动报告疼痛，对评估疼痛的患者，每日至少评估一次，及时处理患者的疼痛。疼痛评估应体现动态性，即进行疼痛干预后，应该对患者的疼痛情况再次评估，特殊的镇痛治疗后应增加疼痛评估的频率。

（1）疼痛部位：评估疼痛的部位，有无放射性及牵涉性疼痛。一般情况下，躯体性疼痛常定位准确，内脏性疼痛难以准确定位。应通过要求患者指向自己的疼痛区域并使用疼痛图来定义疼痛的位置和程度来尝试定位疼痛。

（2）疼痛性质：评估疼痛性质，如烧灼样、电击样、闪电样、束带样、冷痛等的疼痛常提示神经病理性疼痛；尖锐痛、胀痛、压痛、酸痛等常提示躯体性疼痛；绞痛、胀痛、牵拉痛、钝痛等常提示内脏性疼痛。

（3）疼痛强度：根据患者的情况，个体化选择疼痛评估工具。疼痛强度评估应常规包括使用标准化强度等级量表，如 VAS、NRS、VRS 等。如果患者本人能够使用的话，最好是简单的言语描述量表或数字量表。

（4）疼痛时间：评估疼痛开始时间、疼痛持续时间、每次疼痛发作的规律。

（5）疼痛诱发的原因及缓解因素：评估何种体位、活动、冷热刺激会诱发疼痛或缓解疼痛。

（6）疼痛伴随症状：评估疼痛发作时有无出现伴随症状，如恶心、呕吐等。

（7）疼痛对日常生活的影响：评估疼痛有无对活动、行走、睡眠、工作、情绪产生影响。

（8）既往疼痛治疗：评估既往的疼痛治疗方法，效果如何、有无副作用等。

《英国老年患者疼痛评估指南》[1]中有以下建议。

1）所有医疗系统专业人员都应警惕老年人存在疼痛的可能。

2）应对疼痛的进行多维度疼痛评估，包括：① 感官方面：疼痛的性质，位置和强度；② 情感方面：情感成分和对疼痛的反应；③ 影响：在生活和活动功能方面的影响。

3）注重与患者沟通，尤其是与那些有感觉障碍患者（如需使用助听器和眼镜的患者）的沟通。

4）应适当调整量表并由熟练的专业人员协助，向交流障碍的患者提供自我报告疼痛方面的额外帮助。无法交流的患者，以及可能引起疼痛的情况时，还需要对疼痛行为进行观察性评估。个体之间的疼痛行为有所不同，因此评估应包括熟悉患者情况的护理人员和家庭成员的意见。

5）应进行仔细的身体检查，以找出可治愈的原因。但是，医护人员应注意，即使体格检查正常，也可能存在疼痛。

6）一旦确定了合适的量表，就应该使用同一工具进行连续评估以评估治疗效果。

二、老年患者慢性疼痛的治疗原则

由于老年人病理、生理的特点，与年轻患者相比，老年患者更易发生药物不良反应，医务人员应谨慎权衡药物治疗的益处及风险。世界卫生组织三阶梯止痛疗法对老年患

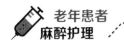
者慢性疼痛的治疗起到很好的指导作用。

三阶梯止痛疗法：

1. 口服给药

口服给药为首选的给药途径，能口服的患者尽量口服治疗。严格掌握药物的适应证，合理选择适合老年人的镇痛药物。

2. 按阶梯给药

第一阶梯针对轻度疼痛，给予非阿片类镇痛药物（非甾体类抗炎药），可联合辅助止痛药；第二阶梯针对中度疼痛，给予弱阿片类镇痛药物，可联合非甾体抗炎药及辅助止痛药；第三阶梯针对重度疼痛，给予阿片类镇痛药物，可联合非甾体抗炎药及辅助止痛药。

3. 按时给药

按照药物的半衰期及作用时间，定时给药，使患者的疼痛得到持续的缓解。

4. 个体化给药

应考虑主要用药、辅助用药及爆发痛的处理。根据患者的疼痛强度、性质及对生活质量的影响，综合考虑对药物的耐受性和经济承受能力，个体化地选择药物，确定药物的剂量。

5. 效果观察

老年患者用药时，宜从小剂量开始应用，逐步调整到有效镇痛的剂量。对于长期使用止痛药的老年患者，应加强关注及监测患者的生命体征，密切观察有无不良反应。及时发现并处理药物的副作用，并对治疗效果进行反复评价，根据评价结果及时调整镇痛治疗方案。

三、老年患者慢性疼痛的治疗及护理

（一）药物性治疗

应用止痛药是慢性疼痛最主要的治疗方法[10]。

1. 外用药物

与口服给药途径相比，外用给药可直接作用于靶点病变部位，使局部药物浓度高于血浆浓度，不仅起效迅速，而且胃肠道系统、心血管系统等全身不良反应较少，患者具备更好的耐受性，依从性较高，对于慢性疼痛的长期治疗更加方便。因此，老年人慢性肌肉骨骼疼痛首选外用给药途径。常用的外用药物主要包括：外用非甾体抗炎药（nonsteroidal antiinflammatory drugs，NSAIDs）、外用麻醉剂、外用反刺激剂及外用阿片类药物等。目前临床证据最充分、处方量最大的外用镇痛药是外用非甾体抗炎药物，其主要通过抑制前列腺素合成、脂氧合酶途径和兴奋性氨基酸等作用机制发挥镇痛作用。外用非甾体抗炎药物具有较少出现全身不良反应的优点，这是由于它的全身吸收量只相当于口服非甾体抗炎药物吸收量的 3%~5%。当老年人轻中度慢性肌肉骨骼疼痛时，特别是疼痛部位局限时，可将外用非甾体抗炎药物作为一线药物治疗使用。如果单独使用外用非甾体抗炎药物镇痛效果不佳，可联合其他作用机制的药物或更换其他给药方式。此外，对于中、重度疼痛，外用非甾体抗炎药物也可作为口服给药的局部增效剂与口服给药联合应用。外用麻醉剂如利多卡因贴剂等可能通过减少躯体表浅神经异位放电从而发挥镇痛作用。外用反刺激剂主要有薄荷脑、大蒜、樟脑等，此类产品容易污染衣物，且需要反复应用，有烧灼感及疼痛感，影响患者的依从性，因此使用较少。阿片类外用药物使用后，可使患者疼痛减轻，但存在恶心、呕吐、眩晕等不良反应。

2. 口服药物

由于老年人的肝肾功能及代偿功能衰退，口服药物代谢缓慢，血药浓度达峰时间、生物半衰期及药物清除率等均与年轻人不同，易发生药物蓄积产生药物不良反应，因此老年患者采取口服药物时应综合考虑患者的全身状况、剂量、疗程及药物相互作用等因素，使用最低的有效剂量并且尽量缩短治疗疗程，以减少药物引起的风险。

（1）非甾体抗炎药：非甾体抗炎药又名解热镇痛抗炎药。可有效缓解骨性关节炎、类风湿性关节炎和腰背部疼痛。当使用外用药物等较为安全镇痛方式治疗老年人慢性肌肉骨骼疼痛疗效不满意时，可考虑使用口服非甾体抗炎药物。胃肠道反应是非甾体抗炎药最常见的不良反应之一。口服非甾体抗炎药物主要有解热、镇痛、抗炎和抗风湿的作用，是目前最为常用的治疗老年人慢性肌肉骨骼疼痛的药物之一。这类药物包括阿司匹林、对乙酰氨基酚、吲哚美辛、萘普生、双氯芬酸、布洛芬、尼美舒利、罗非昔布、塞来昔布等，非甾体抗炎药通过以下镇痛机理发挥镇痛作用：① 抑制前列腺素的合成；② 通过抑制淋巴细胞活性以及活化的 T 淋巴细胞的分化，从而减少对传入神经末梢的刺激；③ 直接作用于发生刺激的伤害性感受器，阻止致痛物质的形成和释放。

1）对乙酰氨基酚：对乙酰氨基酚是目前临床广泛使用的解热镇痛药物，该药抗炎作用较弱，镇痛作用稍弱于非甾体抗炎药物，对乙酰氨基酚主要适用于轻度及中度疼痛，特别是对控制老年人慢性肌肉骨骼疼痛（包括骨关节炎和腰背痛等）效果更佳。相较于其他非甾体抗炎类药物而言，对乙酰氨基酚不良反应较少，较少导致胃肠道、心血管、肾脏及中枢神经系统的损伤，也不会影响凝血功能，药物清除率也不会随年龄增加而下降。但它主要通过肝脏代谢，因此需要注意，长期大量应用对乙酰氨基酚可产生肝脏毒性，严重者导致肝衰竭，使用该药时每日总量不宜超过 2 g，并需要定期监测肝功能。欧美学会的专家指南及共识均将对乙酰氨基酚作为治疗骨关节炎和腰背痛的首选一线推荐治疗药物。

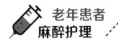
2）阿司匹林：阿司匹林是应用最早、最广和最普遍的解热镇痛药、抗风湿药。具有解热、镇痛、抗炎、抗风湿和抗血小板聚集等多方面的药理作用，常用于感冒引起的发热、缓解各种疼痛（如头痛、神经痛、关节痛、肌肉痛、牙痛）、风湿热、急性风湿性关节炎、类风湿性关节炎，以及防治血栓性疾病等。胃肠道症状是阿司匹林最常见的不良反应，较常见的症状有恶心、呕吐、上腹部不适或疼痛等。应用阿司匹林的最好方法是饭后服用或与抗酸药同服，溃疡病患者应慎用或不用，大剂量应用时可引起肝损伤，通常发生在治疗后的几个月。

3）吲哚美辛：吲哚美辛的解热、缓解炎性疼痛作用明显，可以用于急、慢性风湿性关节炎、痛风性关节炎及癌性疼痛；也可用于滑囊炎、腱鞘炎及关节囊炎等；具有抗血小板聚集的功能，因此也可以防止血栓形成。注意服用该药可能出现血尿，老年患者使用后可出现一过性肾功能不全，长期应用可导致角膜色素沉着及视网膜改变，老年患者应慎用该药。

（2）阿片类药物：目前对于阿片类药物在慢性非癌性疼痛的应用方面仍存在一定的争议，但是阿片类药物在美国老年病学会、美国疼痛医师学会等相关指南中已经被纳入老年人慢性非癌性疼痛的常用药物。阿片类药物主要适用于非甾体抗炎药等药物治疗中及重度慢性疼痛疗效较差的患者。世界卫生组织神经病理性疼痛小组及神经病理学疼痛学会均建议将阿片类药物作为神经病理性疼痛治疗的二线或者三线药物。对于控制慢性持续性肌肉骨骼疼痛的短期治疗，阿片类药物具备较好的疗效，如骨关节炎及腰背痛等，但是在其远期疗效及安全性方面尚不明确。

弱阿片类药如可待因及双氢可待因等，由于便秘等不良反应较明显，在临床上应用较少。强阿片类药如吗啡、羟考酮、芬太尼等药虽然镇痛效果较好，但其不良反应如恶心、呕吐、嗜睡、呼吸抑制、瘙痒和便秘等较为常见，因此老年患者应用阿片类药时要注意使用最低有效剂量，尽量选用缓释剂型或透皮贴剂。长期使用阿片类药还会导致成瘾等，造成严重的个人和社会问题。与其他阿片类药物相比，曲马多的副作用相对较少，药物成瘾的风险更低，呼吸抑制的可能性更低。在老年人中，曲马多的药代动力学与年轻人并无差异，因此，老年人使用该药较为安全。老年患者使用该药宜遵循从小剂量开始，逐渐加量的原则。一般初始剂量为每次50~100 mg，每天不超过400 mg。需要注意的是，服用曲马多时应避免与血清素类药物合用，避免发生5–羟色胺综合征。

临床医师在开具阿片类药物处方前应反复评估，仔细权衡利弊，并且密切监管处方，重视老年患者的不良反应及其治疗。

（3）其他辅助药物

1）抗抑郁药：老年患者慢性疼痛常伴随焦虑、抑郁等状态。在慢性疼痛治疗中，目前常用的抗抑郁药主要有去甲肾上腺素再摄取抑制剂（度洛西汀等）、5-羟色胺及三环类抗抑郁药（阿米替林等）等。抗抑郁药主要有口干、便秘、视物模糊及心血管系统等不良反应，应遵循从小剂量开始，逐渐增加到有效剂量然后维持该剂量，以减少不良反应。

2）抗惊厥药：主要有钙离子通道阻断剂（如加巴喷丁和普瑞巴林）。循证研究强烈推荐加巴喷丁及普瑞巴林这2种钙离子通道阻滞药用于神经病理性疼痛的治疗，英国健康与安全委员会还建议将这2种药作为神经病理性疼痛的一线用药。

3）骨骼肌松弛剂：能够缓解骨骼肌痉挛，改善血液微循环，一般用于慢性腰背痛（如乙哌立松）。通常被用于短期缓解症状治疗时的辅助用药。

4）抗骨质疏松药：经期妇女及老年人最常发生腰背痛或全身骨痛，主要是由于原发性骨质疏松症，可应用钙剂和维生素D等药物进行基础治疗，并根据患者情况加用骨吸收抑制剂或骨形成促进剂。

患者进行药物治疗前，护士对患者的状况进行评估，包括疼痛的情况，患者自理能力，既往使用止痛药物的情况，对止痛药的了解及认可的止痛药的使用方式。使用药物治疗时应严格执行查对制度，用药后进行疼痛评估，常规、动态评估患者的疼痛变化，其对睡眠及生活质量的影响。密切监测老年患者用药后有无不良反应，并及时给予干预，以减轻不适症状。此外，使用镇痛药后应特别注意患者的安全管理，如防止发生跌倒、坠床及导管滑脱等事件的发生，以避免给患者带来更多的痛苦及经济压力。

（二）非药物性疼痛治疗

（1）物理治疗：包括热敷、冷敷、手法治疗、光线治疗、电疗、针灸等，可增强患处康复速度及减低痛楚。

（2）音乐治疗：音乐可吸引老人的注意力，舒解心中的紧张与冲突，有助于老人放松心情，降低长期痛楚带来的心理压力。借着音乐的节奏感，鼓励老人活动筋骨，可以选择老人喜欢及熟悉的音乐来缓减痛楚。一般缓慢及柔和的音乐颇有效用。

（3）认知行为治疗：标准的认知行为治疗是通过改变患者个人思维和行为的方法来改变不良认知，向患者宣教思维、信念、态度和情绪会如何影响疼痛，并且强调个体在控制和适应慢性疼痛中的作用，从而达到减少情绪和行为失调的一种心理治疗的方法。目的为帮助患者减少对自己、外界及未来的负面想法。认知层面上的调整可协助患者找出自身负面的想法，以较真确的理性思想取而代之。即使疼痛的程度没有改变，但以认知行为治疗配合其他的治疗方法，可以提升患者的活动能力，减少其对生理缺损程度的看法。

（4）活动治疗：逐步增加运动量和活动参与，透过治疗性活动，可加强肌肉控制、耐力及力量或关节柔软度，对减轻长期痛楚有长远的帮助。在进行活动时必须注意正

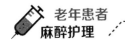
确姿势、关节的保护及老人个别的活动能力。

（5）松弛治疗：松弛治疗能降低肌肉的紧张度，进而减轻焦虑，使身体或精神从紧张与压力中释放出来，从而达到减轻疼痛的目的。有助于舒缓肌肉的张力和关节的压力，减轻痛楚，另外更可降低心理的压力，增强面对痛楚的耐力。方法有深呼吸法、慢节奏呼吸法、渐进式的肌肉松弛法。

（6）芳香治疗：芳香治疗是利用芳香药草的花、叶、种子或树皮抽出的精油的药理作用，以吸入、按摩、沐浴等方式，达到提升生活品质的一种传统方法。一般而言，精油的芳香分子可刺激嗅觉并作用于大脑边缘系统、视丘下部，促进止痛物质内啡肽的释出，能给身体带来轻松的感觉。

（7）情绪疏导：社交心理因素可影响老人的活动能力及痛楚程度。抑郁情绪可能令老人难以做出决定，而无助感亦影响老人对痛楚的适应能力。专业情绪辅导及适当的支援可协助老人应对长期痛楚。

（8）其他治疗：包括将注意力转移至一些有意义的事物上，培养生活情趣，改变生活节奏等，克服老人被痛楚限制生活及活动能力的无助感。

（9）上述治疗必须由接受过相关培训的人士进行。

（三）外部环境支持

（1）使用合适的辅助仪器或矫形支架，可减少肌肉及关节的负荷，减轻痛楚。

（2）安排安全及方便的活动空间让老人参与。

（3）尽量使用合适的用具，鼓励正确的活动姿势，减轻痛楚。

（4）指导老人及其家人应对痛楚的方法。

（5）指导老人及其家人如何协助治疗痛楚，了解治疗痛楚的原因和目的，以及合理的康复期望。

（6）引导老人及其家人面对长期痛楚的正确态度，使其明白长期卧床休息、忧伤和减少活动并非治疗长期痛楚的正确方法。

（7）指导老人或其家人进行简单治疗，如按指示进行热敷或康复活动，以舒缓痛楚，保持日常活动能力。

（8）指导老年人正确的日常活动姿势，避免疼痛；鼓励老人使用日常生活辅助器，如拾物器、穿衣棒等。

（9）鼓励老年人参与社交及康复活动，保持健康及良好的情绪状态。

（杜忠军　王孟子）

参考文献

[1] SCHOFIELD P. The Assessment of Pain in Older People： UK National Guidelines. Age Ageing，2018，47（suppl_1）：i1-22.

[2] COHEN-MANSFIELD J. nursing staff members' assessments of pain in cognitively impaired nursing home residents. Pain Manag Nurs，2005，6（2）：68-75.

[3] PAUTEX S，HERRMANN F，LE LOUS P， et al. Feasibility and reliability of four pain self-assessment scales and correlation with an observational rating scale in hospitalized elderly demented patients. The journals of gerontology. Series A, Biological sciences and medical sciences，2005，60（4）：542-549.

[4] STOLEE P，HILLIER L M，ESBAUGH I， et al. Instruments for the assessment of pain in older persons with cognitive impairment. J Am Geriatr Soc，2005，53（2）：319-326.

[5] 成燕，童莺歌，刘敏君，等 . 术后活动性疼痛护理评估对疼痛管理质量的影响 . 中华护理杂志，2015，50（8）：924-928.

[6] 童莺歌，成燕，郑红葵，等 . 四等级功能活动评分法的信效度和应用效果研究 . 护士进修杂志，2016，31（11）：968-971.

[7] 万丽，赵晴，陈军，等 . 疼痛评估量表应用的中国专家共识（2020 版）. 中华疼痛学杂志，2020，16（3）：177-187.

[8] THONG I S K，JENSEN M P，MIRO J，et al. The validity of pain intensity measures： what do the NRS， VAS， VRS, and FPS-R measure? Scandinavian Journal of Pain，2018，18（1）：99-107.

[9] 顾卫东，赵璇，何振洲 . 普通外科围手术期疼痛管理上海专家共识（2020 版）. 中国实用外科杂志，2021，41（1）：31-37.

[10] 纪泉，易端，王建业，等 . 老年患者慢性肌肉骨骼疼痛管理中国专家共识（2019）. 中华老年病研究电子杂志，2019，6（2）：28-34.

附　录

表 1　　简明疼痛量表（BPI）

姓名：_____　住　院　号：_____　性别：____　年龄：____

诊断：_____　评估时间：_____　评估医师：_____

1. 大多数人一生中都有过疼痛经历（如轻微头痛、扭伤后痛、牙痛）。除这些常见的疼痛外，现在您是否还感到有别的类型的疼痛？

　（1）是　　（2）否

2. 请您在下图中标出您的疼痛部位，并在疼痛最剧烈的部位以"X"标出。

前面　　　　　　后面

右　　　左　　　左　　　右

3. 请选择下面的一个数字，以表示过去 24 小时内您疼痛最剧烈的程度。

　（不痛）0　1　2　3　4　5　6　7　8　9　10（最剧烈）

4. 请选择下面的一个数字，以表示过去 24 小时内您疼痛最轻微的程度。

　（不痛）0　1　2　3　4　5　6　7　8　9　10（最剧烈）

5. 请选择下面的一个数字，以表示过去 24 小时内您疼痛的平均程度。

　（不痛）0　1　2　3　4　5　6　7　8　9　10（最剧烈）

6. 请选择下面的一个数字,以表示您目前的疼痛程度。

(不痛)0 1 2 3 4 5 6 7 8 9 10(最剧烈)

7. 您希望接受何种药物或治疗控制您的疼痛? _____。

8. 在过去的 24 小时内,由于药物或治疗的作用,您的疼痛缓解了多少?请选择下面的一个百分数,以表示疼痛缓解的程度。

(无缓解)0 10% 20% 30% 40% 50% 60% 70% 80% 90% 100%(完全缓解)

9. 请选择下面的一个数字,以表示过去 24 小时内疼痛对您的影响。

A. 日常活动	无影响 0 1 2 3 4 5 6 7 8 9 10 完全影响
B. 情绪	无影响 0 1 2 3 4 5 6 7 8 9 10 完全影响
C. 行走能力	无影响 0 1 2 3 4 5 6 7 8 9 10 完全影响
D. 日常工作	无影响 0 1 2 3 4 5 6 7 8 9 10 完全影响
E. 与他人的关系	无影响 0 1 2 3 4 5 6 7 8 9 10 完全影响
F. 睡眠	无影响 0 1 2 3 4 5 6 7 8 9 10 完全影响
G. 生活乐趣	无影响 0 1 2 3 4 5 6 7 8 9 10 完全影响

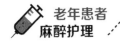
表2　简化麦吉尔疼痛问卷（SF-MPQ）

姓名：＿＿＿＿　性别：＿＿＿　年龄：＿＿＿　住院号：＿＿＿＿　诊断：＿＿＿＿

1.疼痛评级指数评估（PRI）
　A.感觉项
　　（1）跳痛（throbbing）　　　　0）无痛　　1）轻度　　2）中度　　3）重度
　　（2）刺痛（shooting）　　　　 0）无痛　　1）轻度　　2）中度　　3）重度
　　（3）刀割痛（stabbing）　　　 0）无痛　　1）轻度　　2）中度　　3）重度
　　（4）锐痛（sharp）　　　　　　0）无痛　　1）轻度　　2）中度　　3）重度
　　（5）痉挛痛（carmping）　　　 0）无痛　　1）轻度　　2）中度　　3）重度
　　（6）咬痛（gnawing）　　　　　0）无痛　　1）轻度　　2）中度　　3）重度
　　（7）烧灼痛（hot-burning）　　0）无痛　　1）轻度　　2）中度　　3）重度
　　（8）酸痛（aching）　　　　　 0）无痛　　1）轻度　　2）中度　　3）重度
　　（9）坠胀痛（heavey）　　　　 0）无痛　　1）轻度　　2）中度　　3）重度
　　（10）触痛（tender）　　　　　0）无痛　　1）轻度　　2）中度　　3）重度
　　（11）劈裂痛（splitting）　　 0）无痛　　1）轻度　　2）中度　　3）重度

感觉项总分：＿＿＿＿＿

　B.情感项
　　（1）疲备耗竭感（tiring-exhausting）　　0）无痛　　1）轻度　　2）中度　　3）重度
　　（2）病恹样（sickening）　　　　　　　 0）无痛　　1）轻度　　2）中度　　3）重度
　　（3）恐惧感（fearful）　　　　　　　　 0）无痛　　1）轻度　　2）中度　　3）重度
　　（4）受惩罚感（punishing-cruel）　　　 0）无痛　　1）轻度　　2）中度　　3）重度

情感项总分：＿＿＿＿＿
以上两项相加＝疼痛总分：＿＿＿＿＿

2.视觉疼痛评分（VAS）
　　0 ————————————————————————————— 10
　　无痛　　　　　　　　　　　　　　　　　　可能想象的最严重疼痛

3.现在的疼痛状况（PPI）
　　0）无痛（no pain）
　　1）轻微的（mild）
　　2）难受的（discomforting）
　　3）痛苦烦躁的（distressing）
　　4）恐惧的（horrible）
　　5）极度疼痛（excruciating）

表3 健康调查简表（SF-36）

1. 总体来讲，您的健康状况是：　①非常好　②很好　③好　④一般　⑤差
2. 跟1年以前比您觉得自己的健康状况是：　①比1年前好多了　②比1年前好一些 ③跟1年前差不多　④比1年前差一些 ⑤比1年前差多了 （权重或得分依次为1，2，3，4和5）
健康和日常活动
3. 以下这些问题都和日常活动有关。请您想一想，您的健康状况是否限制了这些活动？如果有限制，程度如何？ （1）重体力活动。如跑步举重、参加剧烈运动等：　①限制很大　②有些限制　③毫无限制 （权重或得分依次为1，2，3；下同） （2）适度的活动。如移动一张桌子、扫地、打太极拳、做简单体操等： ①限制很大　②有些限制　③毫无限制 （3）手提日用品。如买菜、购物等：　①限制很大　②有些限制　③毫无限制 （4）上几层楼梯：　①限制很大　②有些限制　③毫无限制 （5）上一层楼梯：　①限制很大　②有些限制　③毫无限制 （6）弯腰、屈膝、下蹲：　①限制很大　②有些限制　③毫无限制 （7）步行1500米以上的路程：　①限制很大　②有些限制　③毫无限制 （8）步行1000米的路程：　①限制很大　②有些限制　③毫无限制 （9）步行100米的路程：　①限制很大　②有些限制　③毫无限制 （10）自己洗澡、穿衣：　①限制很大　②有些限制　③毫无限制
4. 在过去4个星期里，您的工作和日常活动有无因为身体健康的原因而出现以下这些问题？ （1）减少了工作或其他活动时间：　①是　②不是 （权重或得分依次为1，2，下同） （2）本来想要做的事情只能完成一部分：　①是　②不是 （3）想要干的工作或活动种类受到限制：　①是　②不是 （4）完成工作或其他活动困难增多（如需要额外的努力）：　①是　②不是
5. 在过去4个星期里，您的工作和日常活动有无因为情绪（如压抑或忧虑）而出现以下这些问题？ （1）减少了工作或活动时间：　①是　②不是 （权重或得分依次为1，2；下同）

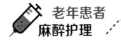

续表

（2）本来想要做的事情只能完成一部分：　　　　　　　　① 是　② 不是

（3）干事情不如平时仔细：　　　　　　　　　　　　　① 是　② 不是

6. 在过去 4 个星期里，您的健康或情绪不好在多大程度上影响了您与家人、朋友、邻居或集体的正常社会交往？　① 完全没有影响　② 有一点影响　③ 中等影响　④ 影响很大　⑤ 影响非常大

（权重或得分依次为 5，4，3，2，1）

7. 在过去 4 个星期里，您有身体疼痛吗？

① 完全没有疼痛　② 有一点疼痛　③ 中等疼痛　④ 严重疼痛　⑤ 很严重疼痛

（权重或得分依次为 6，5.4，4.2，3.1，2.2，1）

8. 在过去 4 个星期里，您的身体疼痛影响了您的工作和家务吗？

① 完个没有影响　② 有一点影响　③ 中等影响　④ 影响很大　⑤ 影响非常大

（如果 7 无 8 无，权重或得分依次为 6，4.75，3.5，2.25，1.0；如果为 7 有 8 无，则为 5，4，3，2，1）

您的感觉

9. 以下这些问题是关于过去 1 个月里您自己的感觉，对每一条问题所说的事情，您的情况是什么样的？

（1）您觉得生活充实：　① 所有的时间　② 大部分时间　③ 比较多时间　④ 一部分时间

⑤ 小部分时间　⑥ 没有这种感觉

（权重或得分依次为 6，5，4，3，2，1）

（2）您是一个敏感的人：① 所有的时间　② 大部分时间　③ 比较多时间　④ 一部分时间

⑤ 小部分时间　⑥ 没有这种感觉

（权重或得分依次为 1，2，3，4，5，6）

（3）您的情绪非常不好，什么事都不能使您高兴起来：　① 所有的时间　② 大部分时间

③ 比较多时间　④ 一部分时间　⑤ 小部分时间　⑥ 没有这种感觉

（权重或得分依次为 1，2，3，4，5，6）

（4）您的心理很平静：① 所有的时间　② 大部分时间　③ 比较多时间　④ 一部分时间

⑤ 小部分时间　⑥ 没有这种感觉

（权重或得分依次为 6，5，4，3，2，1）

（5）您做事精力充沛：① 所有的时间　② 大部分时间　③ 比较多时间　④ 一部分时间

⑤ 小部分时间　⑥ 没有这种感觉

（权重或得分依次为 6，5，4，3，2，1）

（6）您的情绪低落：　① 所有的时间　② 大部分时间　③ 比较多时间　④ 一部分时间

⑤ 小部分时间　⑥ 没有这种感觉

（权重或得分依次为 1，2，3，4，5，6）

（7）您觉得筋疲力尽： ① 所有的时间 ② 大部分时间 ③ 比较多时间 ④ 一部分时间
⑤ 小部分时间 ⑥ 没有这种感觉

（权重或得分依次为 1，2，3，4，5，6）

（8）您是个快乐的人： ① 所有的时间 ② 大部分时间 ③ 比较多时间 ④ 一部分时间
⑤ 小部分时间 ⑥ 没有这种感觉

（权重或得分依次为 6，5，4，3，2，1）

（9）您感觉厌烦： ① 所有的时间 ② 大部分时间 ③ 比较多时间 ④ 一部分时间
⑤ 小部分时间 ⑥ 没有这种感觉

（权重或得分依次为 1，2，3，4，5，6）

10. 不健康影响了您的社会活动（如走亲访友）： ① 所有的时间 ② 大部分时间 ③ 比较多时间
④ 一部分时间 ⑤ 小部分时间 ⑥ 没有这种感觉

（权重或得分依次为 1，2，3，4，5，6）

总体健康情况

11. 请看下列每一条问题，哪一种答案最符合您的情况？

（1）我好像比别人容易生病： ① 绝对正确 ② 大部分正确 ③ 不能肯定
④ 大部分错误 ⑤ 绝对错误

（权重或得分依次为 1，2，3，4，5）

（2）我跟周围人一样健康： ① 绝对正确 ② 大部分正确 ③ 不能肯定
④ 大部分错误 ⑤ 绝对错误

（权重或得分依次为 5，4，3，2，1）

（3）我认为我的健康状况在变坏： ① 绝对正确 ② 大部分正确 ③ 不能肯定
④ 大部分错误 ⑤ 绝对错误

（权重或得分依次为 1，2，3，4，5）

（4）我的健康状况非常好： ① 绝对正确 ② 大部分正确 ③ 不能肯定
④ 大部分错误 ⑤ 绝对错误

（权重或得分依次为 5，4，3，2，1）

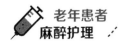
表4 整体疼痛评估量表（GPS）

项目	条目	得分范围	
疼痛	1. 我目前的疼痛情况	0～10	
	2. 过去一周，我感受到程度最轻的疼痛	0～10	
	3. 过去一周，我感受到程度最重的疼痛	0～10	
	4. 过去一周，我感受到的平均疼痛	0～10	
	5. 过去三个月，我感受到的平均疼痛	0～10	
情绪感受	6. 过去一周，疼痛令我感到恐惧	0～10	
	7. 过去一周，疼痛令我感到沮丧	0～10	
	8. 过去一周，疼痛令我感到精疲力竭	0～10	
	9. 过去一周，疼痛令我感到内心焦虑	0～10	
	10. 过去一周，疼痛令我感到心理紧张	0～10	
临床表现	11. 过去一周，疼痛影响了我的睡眠质量	0～10	
	12. 疼痛使我感觉到明显的不舒服	0～10	
	13. 疼痛使我不能独立完成想要完成的事情	0～10	
	14. 疼痛使我无法正常工作	0～10	
	15. 为了避免疼痛，我需要服用更多的药物	0～10	
日常行为	16. 疼痛使我不能外出	0～10	
	17. 疼痛是我无法正常做家务劳动	0～10	
	18. 疼痛使我心理烦躁，常与家人和朋友发脾气	0～10	
	19. 疼痛使我无法正常的进行体育锻炼包括散步	0～10	
	20. 疼痛使我无法正常参加最喜欢的业余爱好活动	0～10	
总分		（0～200）/2	

注：整体疼痛评估量表适用于慢性疼痛评估。分4个维度评估疼痛、疼痛的情绪感受、疼痛的临床表现、疼痛与日常行为能力，总共个20条目，每一个条目评分为0～10分11级评分法，了解患者整体性疼痛经历及疼痛所伴随的生理、心理、日常行为改变程度。每一个条目均为0～10分评分，各条目分数相加后除以2即为总得分，得分越高，提示疼痛及疼痛影响越严重。

表5 神经病理性疼痛评估量表（DN4）

疼痛性质	是	否
1.疼痛是否呈烧灼样？	1分	0分
2.疼痛是否为冷痛？	1分	0分
3.疼痛是否为电击样？	1分	0分
4.疼痛部位是否伴有麻刺感？	1分	0分
5.疼痛部位是否伴有针刺样感觉？	1分	0分
6.疼痛部位是否伴有麻木感？	1分	0分
7.疼痛部位体检是否有触觉减退？	1分	0分
8.疼痛部位体检是否有针刺觉减退？	1分	0分
9.疼痛是否会因轻触加重？	1分	0分
总分		

注：每回答1次"是"则计1分，回答"否"则计0分，最后将分值相加，总分应为0～9分，>4分则高度考虑神经病理性疼痛的诊断。

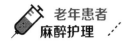

表6　神经病理性疼痛问卷（NPQ）

　　为了评估及治疗您的疼痛问题，我们需要全面了解您到底患有哪种疼痛类型，以及此疼痛类型是否会随时间而变化，您可能仅有一个部位的疼痛，或您可能有不止一个部位的疼痛，请指出对您来说最为严重或使您最烦恼的疼痛部位 (如，胳膊，脚，等等)：

_____

　　对于以下所有问题，请针对您刚刚列出的疼痛部位来评价您的疼痛。请您用自己的话在下面的横线上描述您的疼痛：

_____

　　请使用以下词条来评价您**平日**所感受到的疼痛。在每一标尺上指出最能代表您疼痛程度的数字。例如，如果您没有烧灼痛，可选择"0"。如果您有可想像到的最严重的烧灼痛，可选择"100"，如果您的疼痛与二者均不符，而是介于"0"和"100"之间，请选择一个最符合您疼痛程度的数字。

1. 烧灼痛

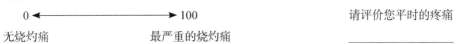

0 ← → 100
无烧灼痛　　　　　　最严重的烧灼痛　　　　　　请评价您平时的疼痛
_____

2. 对抚摸过度敏感

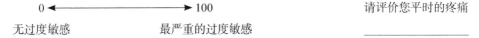

0 ← → 100
无过度敏感　　　　　最严重的过度敏感　　　　　请评价您平时的疼痛
_____

3. 射击样疼痛 (猛烈的冲击痛，类似弹弓射击痛)

0 ← → 100
无射击样疼痛　　　　最严重的射击样疼痛　　　　请评价您平时的疼痛
_____

4. 麻木

0 ← → 100
无麻木　　　　　　　最严重的麻木　　　　　　　请评价您平时的疼痛
_____

5. 电击痛

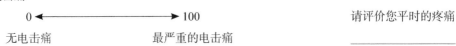

0 ← → 100
无电击痛　　　　　　最严重的电击痛　　　　　　请评价您平时的疼痛
_____

续表

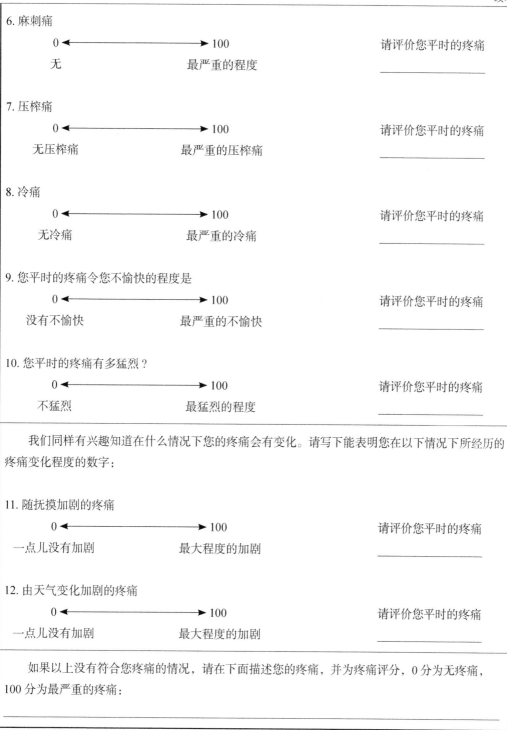

6. 麻刺痛

0 ←――――――→ 100
无　　　　　　　最严重的程度

请评价您平时的疼痛
_____

7. 压榨痛

0 ←――――――→ 100
无压榨痛　　　　最严重的压榨痛

请评价您平时的疼痛
_____

8. 冷痛

0 ←――――――→ 100
无冷痛　　　　　最严重的冷痛

请评价您平时的疼痛
_____

9. 您平时的疼痛令您不愉快的程度是

0 ←――――――→ 100
没有不愉快　　　最严重的不愉快

请评价您平时的疼痛
_____

10. 您平时的疼痛有多猛烈？

0 ←――――――→ 100
不猛烈　　　　　最猛烈的程度

请评价您平时的疼痛
_____

　　我们同样有兴趣知道在什么情况下您的疼痛会有变化。请写下能表明您在以下情况下所经历的疼痛变化程度的数字：

11. 随抚摸加剧的疼痛

0 ←――――――→ 100
一点儿没有加剧　　最大程度的加剧

请评价您平时的疼痛
_____

12. 由天气变化加剧的疼痛

0 ←――――――→ 100
一点儿没有加剧　　最大程度的加剧

请评价您平时的疼痛
_____

　　如果以上没有符合您疼痛的情况，请在下面描述您的疼痛，并为疼痛评分，0 分为无疼痛，100 分为最严重的疼痛：

_____

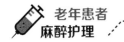

评分表

说明：对于以下 12 个条目中的每一条目，将受试者的分数抄录到第一列，与第二列中的系数相乘，
所得到的结果填写在第三列中。将第三列的所有数字（包括常数）相加。相加的结果表示判
别函数评分。
得分在 0 分以下的受试者被认为有非神经病理性疼痛，而得分为 0 分或 0 分以上的受试者被
认为有神经病理性疼痛。

	分数	系数	结果
1. 烧灼痛	_____	× 0.006	= _____
2. 对触摸过度敏感	_____	× 0.005	= _____
3. 射击样疼痛	_____	× 0.005	= _____
4. 麻木	_____	× 0.020	= _____
5. 电击痛	_____	× − 0.008	= _____
6. 弱电击样酸痒痛	_____	× 0.010	= _____
7. 压榨痛	_____	× − 0.004	= _____
8. 冷冻痛	_____	× 0.004	= _____
9. 平时疼痛的不愉快程度	_____	× 0.006	= _____
10. 平时疼痛的猛烈程度	_____	× − 0.003	= _____
11. 由触摸加剧的疼痛	_____	× 0.006	= _____
12. 由天气变化加剧的疼痛	_____	× − 0.005	= _____
常数 =			− 1.408
判别函数总评分：		=	_____

核对以下空格：

判别函数评分低于 0：_____　　　　　　预示非神经病理性疼痛

判别函数评分为 0 或 0 以上：_____　　　预示神经病理性疼痛

表7　利兹神经病理性疼痛症状与体征评价量表（LANSS）

A：疼痛问卷		
回想您在过去一周所感觉到的疼痛是怎样的。请说出以下任一描述是否与您的疼痛相符		
1. 您的皮肤是否有令人不愉快的奇怪的疼痛感觉？例如范围较大的刺痛、麻刺痛、针刺感等	否（0分）	是（5分）
2. 疼痛部位的皮肤看起来和其他部位的皮肤有没有不同？例如有没有色斑或者看起来更红	否（0分）	是（5分）
3. 疼痛使受累的皮肤对抚摸异常敏感吗？例如轻擦皮肤时有不适感或者穿紧身衣时出现疼痛	否（0分）	是（3分）
4. 当您静止不动时，疼痛会没有任何明显原因就突然爆发性发作吗？例如电击样、跳痛或爆发痛	否（0分）	是（2分）
5. 您感觉疼痛部位的皮肤温度是否有异常变化？例如热或烧灼感	否（0分）	是（1分）
B：感觉检查		
皮肤敏感性检查即通过与对侧或邻近非疼痛部位相比，检查疼痛部位是否存在痛觉超敏以及针刺阈值（PPT）的变化		
1）痛觉超敏 用脱脂棉先后轻擦非疼痛部位和疼痛部位，检查痛觉反应。轻擦时，如果非疼痛部位感觉正常，而疼痛部位有痛觉或不适感(麻刺痛、恶心)，则存在痛觉超敏	否，无痛觉超敏（0分）	是，仅疼痛部位存在痛觉超敏（5分）
2）针刺阈值变化 将2 mL注射器所配的23号针头（蓝针）先后轻置于非疼痛部位和疼痛部位，通过比较两者的反应来判断针刺阈值。如果非疼痛部位有尖悦的针刺感，但疼痛部位的感觉有所不同，例如没有感觉/仅有钝痛（PPT升高）或非常痛（PPT降低），则存在PPT变化。如果两个部位都没有针刺感，将针头套在注射器上以增加重量并重复试验	否，两个部位的感觉相同（0分）	是，疼痛部位的PPT有变化（3分）
总分（最高24分）		

注：如果总评分＜12，神经病理性机制不太可能造成患者的疼痛；如果总评分＞12，神经病理性机制有可能造成患者的疼痛。